Generis
PUBLISHING

Relation Interprofessionnelle Médecin et Infirmier en District Sanitaire de Beni, RDC

Dynamiques professionnelles et défis de la collaboration en milieu hospitalier

KAMBALE MWAKA Joseph

Title: Relation Interprofessionnelle Médecin et Infirmier en District Sanitaire de Beni, RDC

Dynamiques professionnelles et défis de la collaboration en milieu hospitalier

ISBN: 979-8-89966-632-2

Author: KAMBALE MWAKA Joseph

Cover image: https://unsplash.com/

Publisher: Generis Publishing
Online orders: www.generis-publishing.com
Contact email: info@generis-publishing.com

Par KAMBALE MWAKA Joseph

Email : mwakajoseph5@gmail.com

REMERCIEMENTS

Nous remercions notre Dieu, maître suprême.

Nos remerciements s'adressent aux : Dr professeur Oscar Ndeo et Dr professeur Paluku Kazimoto Muyisa, pour leur encadrement scientifique.

TABLE DES MATIÈRES

INTRODUCTION

0.1. PROBLEMATIQUE

« Des bonnes relations interpersonnelles sont celles qui créent confiance et crédibilité grâce au respect mutuel, au caractère confidentiel, à la courtoisie, à la sensibilité et à l'empathie dont on fait preuve. Le personnel de santé doit développer l'écoute et prendre son temps pour communiquer. Il en est de même aux gestionnaires à l'égard du reste du personnel » (MIAKA MIBILENGE, 2009 : 29).

Les relations interpersonnelles sont nécessaires à l'amélioration de la qualité de soins, car les soins de santé qu'ils sont appelés à rendre à la population demandent une collaboration étroite entre eux (médecins et infirmiers), en mettant au centre d'activités le bénéficiaire, qui est la population.

« Les gestionnaires sont confrontés quotidiennement à des problèmes de leadership, de communication, de motivation, de qualité de vie de travail ; ils sont dans l'obligation de collaborer avec tous les membres de l'équipe afin de créer un climat organisationnel sain et propice à la satisfaction de tous » (Bergeron et al, 1979 : 289-290).

Pour y parvenir, les réunions des services sont susceptibles de développer les relations interpersonnelles dans les services et les exercices pratiques seront un moyen pour développer l'esprit d'équipe et une réussite au sein des différents membres la composant.

Jusqu' à aujourd'hui, on ne cesse d'observer de nombreux flux de la part des infirmiers dans plusieurs structures sanitaires parce qu'on entend souvent des remarques du genre : "je quitte cette entreprise parce que le climat y est insoutenable", ou encore, "j'aime travailler dans ce département parce que l'atmosphère y est favorable". Bien que ces phrases décrivent l'état interpersonnel d'une organisation, on peut supposer que bien d'autres facteurs entrent en jeu pour créer un climat bon ou mauvais : la répartition du pouvoir décisionnel entre les départements et les niveaux hiérarchiques, la nature du travail, les conditions physiques telles que les bruits ou la chaleur…

Il apparaît donc clairement que le climat organisationnel est un concept composé de plusieurs facettes ou éléments. Les systèmes sociaux, qui se traduisent dans des groupes de travail plus ou moins cohésifs, ont leur propre réseau de communication, leurs valeurs, leurs normes, leurs leaders, qui viennent influencer le comportement des membres qui les composent. La présence de tels systèmes émergeants se présente comme moyen privilégié de satisfaire un besoin d'affiliation ou d'appartenance chez l'individu. De là, on a élaboré une philosophie de collaboration ». (Bergeron, op.cit : 21)

Cette diversité, idéalement, serait un gage (une garantie) de réussite organisationnelle, un facteur essentiel contribuant au rendement et à l'efficacité dans la promotion de soins permettant de créer un climat positif de travail en équipe basé sur le rapport existant entre les membres, en particulier, les médecins et les infirmiers.

Par contre, le constat sur terrain nous montre des situations contraignantes telles que :

- Le non valorisation de l'infirmier. A titre illustratif, les infirmiers sont moins payés en ce sens que leurs actes ne bénéficient pas d'honoraires ;
- Le commandement autocratique des médecins à l'égard des infirmiers, par exemple, la considération d'incapacité de l'infirmier à qui il faut dicter tous les soins, même ceux résultant de ses compétences ;
- L'instrumentalisation de l'infirmier par le médecin, par exemple, l'utilisation de l'infirmier comme un fournisseur des clients et un simple exécutant ;
- L'orgueil des infirmiers expérimentés à l'égard des médecins, car ils maîtrisent les tâches de ceux-ci (chirurgie, prescription médicale…), entrainant une forme de rivalité entre ces deux catégories ;
- L'absence de lois réglementant équitablement le statut spécifique de ces deux catégories en dépit d'existence actuelle des diplômes de licences et même de doctorat en sciences infirmières ;
- Le sadisme des infirmiers contre les médecins, par exemple, l'erreur technique d'un médecin devient un objet de moquerie, de joie pour l'infirmier. Tout cela ayant comme conséquences : l'apathie, la perte d'identité, l'inertie, la perte d'initiative, la peur, le cloisonnement, la méfiance, l'appauvrissement de sa personnalité, le sentiment d'échec, la rivalité, la dépendance, l'abandon du travail…, aboutissant aux conflits, à la baisse de la qualité des soins, avec des conséquences néfastes sur les bénéficiaires.

Les médecins préfèrent travailler avec les infirmiers moins qualifiés, à qui ils confient certaines responsabilités que ceux-ci assument alors avec beaucoup de lacunes. En outre, qu'il soit en District Sanitaire de Beni ou ailleurs, on a observé des décès des malades, le prolongement de séjour d'hospitalisation, des mort-nés, des infections post opératoires, des séquelles etc., tout simplement parce que le médecin ne voulait pas obtempérer aux propositions d'un infirmier. Ces effets se traduisent par le fait que le médecin refuse le protocole de l'infirmier anesthésiste, de faire une césarienne parce que celle-ci est proposée par une infirmière accoucheuse, s'oppose à une transfusion sanguine car l'idée est venue de tel ou tel autre infirmier. Par exemple, dans un hôpital, un vieil homme s'était présenté avec une hernie réductible. Le médecin décida de faire une herniorraphie, mais son infirmier refusa compte tenu de l'âge du patient et l'indisponibilité du matériel adapté au monitoring. Vu la résistance de l'infirmier, le médecin appela ses confrères de son aire de santé pour l'opération, qui, malheureusement, se solda par le décès du malade.

En dépit de la révision de certaines lois régissant la santé publique en RDC, le système sanitaire persiste toujours dans une organisation obsolète.

Ainsi, nous trouvons qu'en République Démocratique du Congo (RDC), dans le secteur de la santé, les postes stratégiques sont occupés par les seuls médecins, bien que ces postes soient administratifs et non techniques. Et nous classifions :

- Les Médecins Directeurs des Hôpitaux,
- Les Médecins Chefs des Zones,
- Les Médecins Chefs des Districts,
- Les Médecins Inspecteurs Provinciaux ;
- Les Médecins Chefs d'Antennes du Programme Elargi de Vaccination, jusqu'au Ministère de la santé. Ceux-ci (médecins), sont affectés en ces postes sans tenir compte de leur expérience. Ainsi, il n'est pas étonnant de trouver des médecins, nouveaux diplômés être affectés dans ces services administratifs, en défaveur des autres professionnels de santé plus expérimentés dans ce domaine.

Mais, très peu d'études en RDC s'intéressent à analyser cette relation entre professionnels de santé, spécifiquement, entre médecins et infirmiers, raison pour laquelle notre étude se pose des questions aux quelles elle va répondre :

- Quel est l'état de relation entre médecins et infirmiers en District Sanitaire de Beni ?
- Quels sont les facteurs qui l'influencent ?

0.2. HYPOTHÈSE

- La relation entre médecins et infirmiers serait mauvaise ;
- Cet état de relation résulterait d'un comportement discordant entre médecins et infirmiers.

0.3. OBJECTIFS DU TRAVAIL

Les objectifs que nous nous sommes fixé pour ce travail sont :

a) Objectif Général

- Evaluer la relation entre les différentes catégories professionnelles dans le District Sanitaire de Beni.

b) Objectifs spécifiques

- Identifier le type et l'ampleur de relation entre médecins et infirmiers du District Sanitaire de Beni ;
- Inventorier les différents facteurs qui influencent cette relation.

0.4. INTERET DU SUJET

Ce sujet choisi en organisation sociale et management, trouve son importance dans le cadre où il nous aidera à:

- Renforcer les relations interpersonnelles entre médecins et infirmiers dans les structures et proposer une nouvelle approche des relations interpersonnelles ;
- Favoriser aux chercheurs, une procédure d'émulation de chaque catégorie pour son développement.

0.5. ETAT DE LA QUESTION

La théorie des relations humaines a amené certains chercheurs à se demander quelles étaient les véritables aspirations de l'homme ? On fit la découverte que le travailleur était humain, même au travail, et qu'il n'était pas insensible au fait d'être traité comme tel.

McGregor et Maslow ont présenté une vue optimiste de l'homme et ses motivations : l'homme désire travailler, il est naturellement enclin à se développer, à s'actualiser et à assumer des responsabilités.

Dans leur recherche, ils ont souligné que“ la stratégie de changement était centrée tout entièrement sur les personnes. Les variables étaient le comportement et l'attitude, les valeurs avancées : l'égalisation du pouvoir, la collaboration, l'ouverture aux autres, la confiance, l'intérêt du groupe et la valorisation des phénomènes affectifs ...d'où l'importance accordée aux relations humaines dans la formation des cadres”.

A cause de la complexité des systèmes organisationnels, le système de gestion exige que les gestionnaires travaillent en équipe, aux étapes importantes de la planification et de l'évaluation.

Ce système de gestion découle d'une théorie empirique d'après laquelle depuis jadis les hommes se sont toujours regroupés pour résoudre des problèmes ou prendre de grandes décisions. (G. le Febvre, 1979 :143)

Les théories actuelles prônent une multidisciplinarité, d'où l'originalité de notre travail sera d'identifier les facteurs influençant les relations interpersonnelles entre les professionnels de santé en District Sanitaire de Beni, spécifiquement entre médecins et infirmiers afin de les renforcer dans la promotion de la santé.

0.6. SUBDIVISION DU TRAVAIL

A part l'introduction, ce travail est subdivisé en quatre chapitres :

- Chapitre I Généralités,
- Chapitre II Matériel et Méthodes,
- Chapitre III Résultats.
- Chapitre IV Discussion
- En fin, viendront nos suggestions et recommandations.

CHAPITRE I

GENERALITES

I.1 DÉFINITION DES CONCEPTS

a) La relation

Le dictionnaire Le Robert, définit la relation comme : un rapport de dépendance, un lien de dépendance ou d'influence réciproque entre personne, groupes, états... ; le fait de fréquenter et aussi comme des personnes avec qui on a des relations (Martyr et coll ; 2000 : 363)

b) Le médecin

Selon le petit Larousse de la médecine, le médecin c'est une personne titulaire d'un diplôme de Docteur en médecine, reconnu par l'état et qui à ce titre peut pratiquer la médecine générale ou exercer une spécialité. (Y. Morin, 2004 : 577)

D'après un dictionnaire médical, un médecin c'est une personne qui ayant été régulièrement admise dans une école de médecine dûment reconnue dans le pays où elle se trouve, a suivi avec succès le programme prescrit d'études de médecine et acquis les qualifications grâce auxquelles elle a qualité pour être légalement autorisée à exercer la médecine(Prévention, diagnostique, traitement, réadaptation ...) selon son propre jugement afin de promouvoir la santé de la collectivité. (J. Courtc joie, 1984 :460)

c) Infirmier

Un infirmier, c'est une personne qui a suivi les études médicales de base, et qui est apte à assumer dans son pays la responsabilité de l'ensemble de soins que requièrent la promotion de la santé, de la prévention des maladies et les soins des malades.

Un infirmier c'est aussi une personne habilitée à donner des soins sur une prescription médicale ou en fonction de son rôle propre.

Un infirmier peut, par une formation complémentaire se spécialiser dans différents secteurs. (Y. Morin, ibidem)

d) Le ministère de la santé

C'est le niveau central des structures et organisation sanitaire au Congo. Il a le rôle normatif, régulateur et de financement du secteur de santé. Ce rôle consiste à donner de grandes orientations et stratégie nécessaire à l'amélioration de la santé de la communauté. C'est le niveau central qui élabore le cadre des dépenses à la santé. (K. Mathe, 2000 :101)

e) L'inspection médicale

C'est l'échelon intermédiaire chargé de la traduction des politiques et des stratégies élaborées par le niveau central en plans et programmes (ensemble des projets).

Cet échelon devra élaborer un plan de développement sanitaire de la province sur base de plans de couverture et des plans d'actions des Zones de Santé auxquelles seront ajoutées des actions propres du niveau intermédiaire destinées à satisfaire les besoins d'appui technique engendrés par les plans des Zones de Santé. Il devra plus s'assurer de la disponibilité des ressources pour la mise en œuvre du plan de développement provincial avec la participation de tous les acteurs sanitaires de la province et évaluer l'exécution de la politique sanitaire dans son entité. (MIAKA. M , 2006)

f) Le District Sanitaire(D.S)

Il joue le même rôle que l'inspection provinciale. Le District Sanitaire est crée pour raison d'accessibilité. C'est une entité regroupant plusieurs Zones de Santé. Les médecins (provincial ou chef de District) en assurent l'encadrement politique, administratif, technique et la coordination. A part le rôle cité ci-haut, l'inspection provinciale ou le District Sanitaire doit offrir à travers l'hôpital provincial (ou l'hôpital de district), les soins de santé de référence secondaire. La RDC compte 11 Inspections provinciales de la santé et 65 Districts Sanitaires. Mais avec la décentralisation en cours, elle comptera 26 Inspections Provinciales de la santé dans les années qui suivent, conformément à la constitution du pays. (PNDS : 2010 :19-20)

Tableau I. Nombre d'échelons Intermédiaires et périphériques en RDC

PROVINCE	Nbre DE DISTRICTS SANITAIRES	Nbre DE ZONES DE SANTE
Bas-Congo	5	31
Bandundu	6	52
Equateur	8	69
Kinshasa	6	35
Kasaï occidental	4	43
Kasaï oriental	6	49
Katanga	7	67
Maniema	4	18
Nord-Kivu	4	34
Province Orientale	10	83
Sud- Kivu	5	34
TOTAL	**65**	**515**

Source : Module PNDS p.20

g) La Zone de Santé

Est l'échelon périphérique (ou échelon de base) de la structure et organisation sanitaire en RDC. Celle-ci, est l'unité opérationnelle et de la mise œuvre de la politique nationale de la santé. Elle est dirigée par l'Equipe Cadre de la Zone de Santé (ECZS) et elle est chapeautée par un Médecin Chef de Zone (MCZ). Elle a la responsabilité d'y organiser de services de santé pour offrir des soins de santé à la fois intégrés, continus et globaux à sa population. A ce titre, elle ne doit être ni fragmentée ni désarticulée. Les services de santé offerts dans la Zone de Santé sont à deux échelons : Le 1er est celui du centre de santé (CS) qui offre le Paquet Minimum d'Activités (PMA) à sa population. Ce niveau est appelé du premier contact entre la population et les services de santé. Le second est celui de l'Hôpital Général de Référence (HGR) qui offre le Paquet Complémentaire d'Activités. Ces échelons sont reliés par la référence et la contre référence indispensable à la continuité des soins (Miaka M, opcit, p15).

TABLEAU 1. ORGANIGRAMME DES ECHELONS SANITAIRES ET LEURS ORGANES DE GESTION

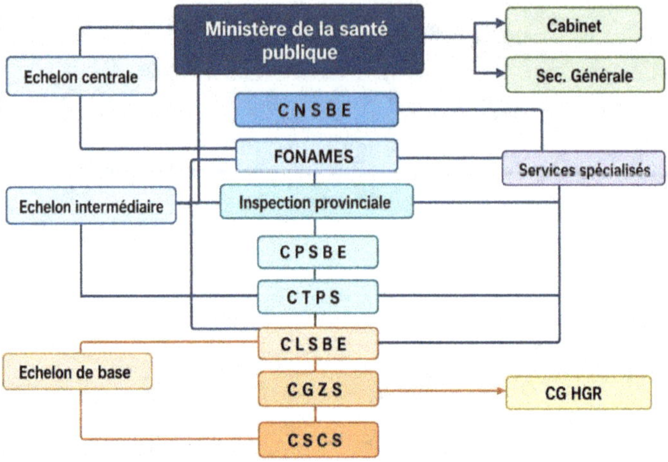

Source : KIRERE M ; Cours de santé Publique, p102.

La légende :

CNSBE	:	Conseil Nationale de santé et du bien être
FONAMES	:	Fond National Médico Sanitaire
CPSBE	:	Conseil Provincial de Santé et de Bien être
CTPS	:	Comité Technique Provincial de la Santé
CLSBE	:	Conseil Local de Santé et de Bien être
CGZS	:	Comité de Gestion de la Zone de Santé
CGHGR	:	Comité de Gestion de l'Hôpital Général de Référence
CSCS	:	Conseil de Santé du Centre de Santé

I.2. LE RÔLE DU MÉDECIN DANS LA PROMOTION DE LA SANTÉ

« Les médecins jouissent d'une large autonomie et exercent une énorme influence grâce aux responsabilités qu'ils sont seuls à détenir, pour établir les diagnostics et prescrire les thérapeutiques. Les pouvoirs publics leurs délèguent en outre, une formidable autorité administrative, juridique, et financière manifestée par les ordonnances lois et les statuts spécifiques ».

I.3. LE RÔLE DE L'INFIRMIER DANS LA PROMOTION DE LA SANTÉ

« En 1858, Florence Nightingale (Pionnière du Nursing), écrivait que le but réel de l'infirmier était d'amener le malade à des conditions meilleures afin que la nature puisse le guérir ». Alors que Virginia Henderson, en 1966 a dit que le rôle de l'infirmier est d'aider l'individu malade ou en bonne santé, au maintien et au recouvrement de la santé (ou à l'assister dans ses derniers moments) par l'accomplissement des tâches dont il s'acquitterait lui-même s'il avait la force, la volonté ou possédait les connaissances voulues et d'accomplir ces fonctions de façon à reconquérir son indépendance le plus rapidement possible ». (Dind, 1998 :12)

« L'infirmier a pour rôle de promouvoir la santé. Cela signifie qu'il joue un rôle primordial dans la communauté pour prévenir la maladie par des interventions diverses telles que décrite en détail dans les cours de santé communautaire résumé comme suit :

- Visites dans la communauté pour en faire le diagnostic par examen systématique, par famille, par groupes d'âges, et dépister avec le concours de la population les causes des maladies diagnostiquées ;
- Formation des Agents de santé du village pour combattre les problèmes prioritaires, par exemple : assainissement du milieu, état des sources d'eau, approvisionnement du milieu en eau potable, lutte contre les maladies telles que : le paludisme et lutte contre les verminoses ;
- Éducation sanitaire et nutritionnelle par les Agents de santé, par l'équipe de santé et les superviseurs de la zone de santé ;
- Suivi des enfants en bas âge par les consultations préscolaires ;
- Suivi des vaccinations selon le calendrier du Programme Élargi de Vaccination (P E V) afin de prévenir plusieurs maladies infectieuses de la petite enfance ;
- Suivi des enfants d'âge scolaire dans toutes les écoles ;
- Suivi des femmes à clinique Prénatale et dépistage des Grossesses à Haut Risque (GHR) ;
- Dépistage et suivi des cas de tuberculose et de lèpre ;
- Animation agricole et élevage ;
- Évaluation à intervalles réguliers des progrès réalisés et de l'amélioration de la population ;

L'infirmier prend en charge le patient, s'occupe de lui dans sa globalité, l'assiste à accomplir des actes de la vie quotidienne dont il s'acquitterait ordinairement sans aide.

- Il apporte aide et réconfort ; il se soucie du bien-être physique, mais aussi il répond aux besoins psycho-sociaux et spirituels ;
- Il observe, évalue, transmet et discute ses observations avec le médecin, il applique le traitement prescrit ;
- Il conseille en matière de santé : il assume une fonction éducative auprès du patient et de sa famille ;
- Il coordonne, organise les activités des autres membres de l'équipe et délègue certaines tâches aux autres infirmiers de l'unité des soins, aux élèves, aux aides soignants ;
- Il constate les différents services annexes selon la nécessité : pharmacie, laboratoire, radiologie, physiothérapie ;
- Il prend en considération les ressentis par le patient ou exprimés par lui ou sa famille ;
- Il enseigne le patient et la famille dans la prise en charge de ses besoins ;

« De nos jours, le champ d'activités de l'infirmier s'est élargi. Il exerce plusieurs rôles intimement reliés : soignant, décideur, protecteur et défenseur du patient, gestionnaire, rééducateur, source de réconfort, communicateur et enseignant.

Pour bien remplir ces divers rôles, l'infirmier doit acquérir des bases solides des connaissances et des techniques appropriées. Les soins infirmiers seront adaptés aux besoins de chacun, car chaque patient est différent du point de vue du niveau socio économique, du niveau d'éducation, et des coutumes. Tout au long de sa carrière, l'infirmière est en relation permanente tant avec le corps médical qu'avec le malade et sa famille ». (L. Davitz, 1977 :1)

« Au cours de l'histoire, chaque société a eu ses infirmières sous une forme ou une autre, mais avant le XIXe S, leur rôle se réduisait à une notion de tendresse féminine à laquelle venaient s'ajouter quelques petits travaux qui ne requéraient aucune qualification et que l'on pouvait donc confier à la "douce main d'une femme". Le plus souvent, l'infirmière se chargeait des tâches routinières qui étaient les soins quotidiens comme le repas ou la toilette, mais l'essentiel de son travail consistait à réconforter le malade et à veiller à son bien être psychologique et moral.

C'est ainsi que la compréhension des aspects non physiques de la maladie et la sollicitude de l'infirmière pour le malade en tant qu'être humain en quête de réconfort ont longtemps constitué l'essentiel du rôle de l'infirmière.

Avec l'apparition de la médecine moderne au XIXe S et sous l'influence de personnages tels que le pasteur Fliedner en Allemagne et Florence Nightingale en Angleterre, l'accent a été mis sur les qualifications techniques ou médicales exigées à l'infirmière. L'intérêt actuel pour les aspects psychologiques des soins prodigués aux malades peut donc s'interpréter comme la recherche d'un nouvel équilibre du rôle de l'infirmier ». (L.J Davitz, op.cit.)

A nos jours, la filière d'études que suit l'infirmier arrive, même au niveau post universitaire, d'où l'existence des infirmiers, cadres dans l'exercice du métier.

« Les infirmiers sont l'un des groupes professionnels dont la tâche consiste à utiliser leurs connaissances scientifiques en vue d'amélioration de la santé. A ce but commun, ils apportent une contribution particulièrement efficace en raison de leur lien étroit que les grands événements de l'existence comme : la naissance, la maladie, la mort etc....créent entre eux et la population dont ils s'occupent. Bien que leur tâche consiste également à préserver la santé, ce sont ces circonstances graves qui constituent les fondements de leurs relations avec la population et qui confèrent une autorité si profonde à leur intervention au profit de la santé ». (G.De Alcantara et al, 1961 : 62)

I.3.1. Rôles et statuts des infirmiers

« Il convient de ne pas laisser dans l'ombre ces facteurs primordiaux dans la représentation que forgent les personnels infirmiers de leur vie au travail, à savoir leur rôle, leur travail, leur statut et leur rémunération. Ces questions ont émergé (en France) en 1988 parallèlement à celles des conditions de travail.

La représentation qu'ils ont de leur rôle, a considérablement évolué au cours de deux dernières décennies. Il se trouve très bien exposée par la convention Nationale des Infirmières, dans son rapport de 1989 qui distingue deux rôles :

- Un rôle délégué correspondant à l'activité que les infirmières exercent au près des patients sur décision médicale. C'est toute l'activité de soins ("CURE" des Anglais), la réalisation des actions prescrites et le fonctionnement des appareillages qui leur sont confiés ;
- Un rôle propre, trop longtemps non reconnu, s'exerçant de façon complémentaire au précédent (il correspond au "CARE" des Anglais) qui appréhende le malade dans sa globalité et non plus seulement sous l'angle de sa pathologie. » (D.Tonneau, 1999 :43)

On trouve ici toute la dimension humaine des échanges entre le malade et les personnels non médicaux qui l'entourent. La recherche de ce rapport (relation), le climat de confiance qui peut s'instaurer, la prise en compte de la personnalité même du patient sont autant d'éléments susceptibles d'influencer en retour de façon bénéfique sur la thérapeutique suivie.

C'est ce second rôle que les infirmiers ont eu du mal à faire reconnaître au corps médical et qu'ils revendiquent avec fermeté encore aujourd'hui. Au salon de l'infirmière tenu à Paris en mai 1990, des conférences ont porté sur le pouvoir et le rôle de l'infirmière, sur sa responsabilité juridique, sur son savoir propre ou son rôle humanitaire, notamment face au SIDA.

On peut étendre cette différenciation des rôles, avec les adaptations nécessaires, aux autres personnels non médicaux. Les aides-soignants, et d'une manière générale tous les agents hospitaliers, participent globalement à l'activité hospitalière et contribuent à ce titre, à côté de l'exercice de leur rôle strictement fonctionnel, à la prise en charge des malades. Ils y contribuent d'ailleurs d'autant plus qu'au cours de son séjour à l'hôpital, le malade les rencontre de façon régulière et prolongée et qu'il engage avec eux une relation personnelle. Si ce deuxième rôle des personnels soignants (infirmiers), n'est pas reconnu à sa juste valeur, les difficultés matérielles que ces derniers rencontrent dans leurs conditions de travail seront interprétées par eux comme le signe d'un déni, alors qu'une reconnaissance explicite contribuerait vraisemblablement à revitaliser lesdites difficultés, dans le cadre de ce rôle propre, prendre eux-mêmes en charge leurs problèmes et proposer des solutions sans devoir toujours s'en remettre à la hiérarchie médicale.

La conscience de ce second rôle a par ailleurs fait grandement évoluer le rôle délégué. Le progrès technologique et scientifique a aidé les infirmières à s'affirmer dans la nécessité de prendre en charge le malade dans sa globalité.

Les statuts et la rémunération des personnels sont la traduction matérielle de considérations développées précédemment. Ces points sont essentiels pour les personnels infirmiers et que le relatif immobilisme qui les a marqués pendant des longues années a contribué pour sa part à la dégradation du climat général en milieu hospitalier ». (D. Tonneau : op.cit., pp.43-44)

Dans notre pays (RDC), les statuts de l'infirmière, la rémunération, les échelons de promotion, les primes, les honoraires de leurs actes, en bref la valorisation de la profession infirmière devrait être un sujet de débat aux instances législatives afin de les reconnaître dans le cadre de la valorisation de la fonction publique.

1.3.2. L'autonomie professionnelle des infirmiers

« Au fil du temps, la pratique des soins infirmiers s'est taillée une place de choix et a acquis ses lettres de noblesse aux canadas. S'étant élevée au rang de profession, elle jouit désormais d'une grande reconnaissance sociale » (D.Blondeau, 1995 :161-162). Au Congo cette reconnaissance reste encore un défi.

« L'évolution professionnelle infirmière, accompagnée d'un développement disciplinaire accru, se traduit concrètement par l'exercice d'un nombre croissant de responsabilités. L'imputabilité ainsi consacrée dote l'exercice infirmier d'une légitime autonomie. Cette dernière nouvellement acquise, est un signe d'un affranchissement tant d'un passé de subordination que des liens de dépendance envers les médecins. L'autonomie comme telle, ne signifie pas l'indépendance pure et simple au sens d'absence de relations, de liberté sans limite, l'indocilité ou de non conformisme. Au fait, elle se situe au carrefour de relations et se réalise dans le cadre d'un ***éthos*** professionnel. En d'autres mots, l'autonomie accorde à ses dépositaires le privilège de se gouverner par eux-mêmes sans devoir, pour agir, sans s'en remettre à une quelconque autorité. Cet acquis, néanmoins, ne met pas à l'abri des rapports de force, et de jeux de pouvoir quand diverses professions évoluent sur la même scène. En effet, il arrive parfois des situations conflictuelles, notamment entre les médecins et les infirmières, qui semblent associées à des normes implicites de l'hiérarchie. Afin d'élucider le non-dit et le camouflé, ennemis et tyrans de la reconnaissance et de l'exercice de l'autonomie professionnelle, il nous est indispensable de définir la nature et l'identité professionnelle de l'infirmière » (D. BLondeau, op cit. : 161-162).

1.3.3. La nature de l'identité professionnelle

« Il fut un temps, dès les débuts plutôt formels des soins infirmiers (avec Florence Nightingale à la 2e moitié du XIXS), où la pratique infirmière s'associait à l'idée de vocation : l'amour du prochain et l'esprit de service animaient ces femmes qui se dévouaient aux soins de des plus démunis. Dans cette tradition, la vertu des" pratiquantes" se traduisait par la soumission et l'obéissance, souvent qualifiée d'aveugle, à l'autorité médicale.

Le rapport hiérarchique était connu et le rapport de soumission, légitimé. Les liens de dépendance qui unissaient les infirmières aux médecins se sont toutefois peu à peu estompés avec le développement d'un savoir propre aux soins infirmiers, qui allaient délier les liens de servitude d'antant.

Reconnue socialement, la profession infirmière doit non seulement satisfaire à des standards élevés de pratique, mais son exercice devrait dorénavant être soumis à un encadrement juridique. Il n'en demeure pas moins que la discipline doit encore être développée. C'est d'ailleurs dans ce sens qu'il faut comprendre les efforts des leaders actuels en soins infirmiers.

L'identité professionnelle infirmière est liée à l'acquisition de connaissances théoriques et pratiques spécifiques, que nous avons évoquées précédemment, mais aussi à l'acquisition et à la maîtrise des compétences propres. La reconnaissance d'une telle identité s'accompagne donc d'une responsabilité incontournable où il s'est attendu que l'infirmière accomplisse des actes conformes aux exigences de son champ disciplinaire, p .e exercer un jugement clinique » (D. Blondeau, 1995 :162-163)

Parfois, il peut être difficile de définir la notion même du jugement professionnel. Mais il est relativement aisé de reconnaître des situations où le bon jugement n'a pas été émis ou était carrément inapproprié. L'infirmier a le devoir d'intervenir même au-delà de sa circonscription d'intervention professionnelle pour le bien être du client.

Dans un article publié en 1982 aux États Unis, il avait été démontré que certaines infirmières américaines d'un bloc opératoire avaient été reconnues coupables de ne pas être intervenues assez rapidement auprès d'un chirurgien. Celui-ci retirait l'intestin grêle d'une patiente qu'il avait confondu au cordon ombilical, lors d'une extraction d'un fœtus mort.

L'exercice de leur jugement professionnel aurait sans doute contribué à limiter les dommages permanents qui ont été infligés à la jeune femme.

En résumé, l'identité de la profession infirmière s'accompagne obligatoirement de la responsabilité du jugement professionnel. Son exercice, néanmoins nage en plein paradoxe, alors qu'il donne lieu à des rapports de force, voire à sa négation. Les entraves sont nombreuses. La fuite de l'expertise surcroît, ayant comme conséquence l'absence des modèles pour les jeunes infirmiers. Pour affronter les nombreux obstacles, l'autonomie professionnelle se pose comme impératif de survie. Pour ne pas céder à l'épuisement ou à l'envie de démissionner, la conviction de la noblesse du service infirmier devient la pierre angulaire de l'affirmation de l'identité professionnelle » (D. Blondeau, 1999 : 164-165)

I.4. BRÈVE HISTORIQUE DE L'ORGANISATION SANITAIRE EN RDC

I.4.1. La politique sanitaire au Congo

« Au lendemain de l'indépendance, le Congo a hérité d'un ensemble de services sanitaires structurés qui permettaient d'assurer les soins et la prévention des maladies. Ce service n'a pu être maintenu à un niveau satisfaisant à cause de l'insuffisance des moyens financiers, de l'équipement et du personnel. Associé à une corruption et à un mauvais système de l'Etat, mauvaise gestion des ressources financières, matérielles et humaines consacré au domaine de la santé, de l'Etat, il s'est progressivement réduit à un modèle statique qui revient à donner des soins très coûteux au seul profit d'une minorité de la population. L'orientation des services sanitaires s'est faite, avant tout dans un sens d'une médecine curative, moins efficace et moins rentable à long terme, surtout quand les composantes de l'éducation, de promotion et de prévention ne s'y trouvaient pas associées.

- En 1960, il y eût une fuite massive du personnel, dans sa totalité expatrié et avec lui, tous les fonds du pays en Belgique, d'où moins d'argent, pas de médecins, pas de personnel de santé ; pas de responsabilité de la population aux affaires sanitaires.
- De 1960-1967, le chaos, désordres divers, guerres fratricides, rébellions, détérioration des routes et de l'économie, finirent par réduire tout le système colonial à néant. La population commençant à vivre la misère absolue dans un vide médical total. » (Hangi N.; 2008 :96-146)

C'est ainsi que les anciens infirmiers et assistants médicaux furent envoyés en Belgique et en France pour une formation médicale rapide en vu de reprendre la relève. Cette détérioration de l'appareil sanitaire, vit une recrudescence des maladies tant endémiques qu'épidémiques.

- En 1968, face à cette situation préoccupante, les instances étatiques du Congo, prirent conscience : le premier congrès du Mouvement Populaire de la Révolution (M.P.R) confirmant la volonté politique de restructurer le système sanitaire, mais malheureusement sans beaucoup de moyens.
- En1970, le fond de la Reine Élisabeth pour l'Assistance Médicale aux Indigènes (FOREA MI) devient Fond National Médico Sanitaire(FONAMES) avec deux sections :
    - PEV : Programme Elargi de Vaccination
    - BNL : Bureau National de Lutte contre la Lèpre
    - B N T/PATI : Programme Anti Tuberculeux Intégré
- En 1973 : Création d'un conseil National de la Santé ayant pour rôle la planification des actions de santé couvrant aussi bien les aspects de prévention, de l'éducation et de la promotion de la santé.
- En 1974 : Ordonnance N°74-256 portant création du conseil National et de la santé et du bien-être, et la chargeant de concrétiser une politique sanitaire basée sur les soins de santé accessibles à tous, autrement dit, d'élaborer un document de la politique sanitaire du Congo et d'en assurer l'exécution et l'évaluation . Mais c'est en 1975 que furent élaborés ces documents.

- En 1977 : Siégea le 2e congrès du MPR, dans lequel l'on reconnait la place prioritaire qui revient à la santé dans le contexte du développement socio économique.
- Du 6 au 12 décembre 1978 : 134 gouvernements dont le Zaïre (actuelle RDC) ,67 organisations de Nations Unies se réunirent à Alma Ata(Russie) et définirent le concept des Soins de Santé Primaires(SSP) et il fut recommandé à tous les gouvernements de l'adopter.
- En 1980 : la RDC signe la charte du développement sanitaire en Afrique ayant pour base l'adoption de SSP comme stratégie en vue de l'instauration de la santé pour tous d'ici l'an 2000, dont le SSP constituent la base de la politique au Congo.
- Le 5 décembre1985 : le président prononça le discours dans lequel il reparti le pays en 306 Zones de Santé, avec une moyenne de 20 Centres de Santé par Zone afin de rendre accessibles géographiquement, économiquement et socio culturellement les soins à toute la population.
- Le 12 février 1986 : par l'ordonnance N°86 /066, le FONAMES est chargé de soutenir matériellement et financièrement les ZS et de coordonner toutes les activités de SSP.

Suite aux multiples problèmes politiques et socioéconomiques, qui ont longtemps déchirés la RDC, l'objectif des SSP dont la santé pour tous à l'an 2000, n'a pas été atteint. Afin d'organiser ce système de santé, en décembre 1999, le pays y organisa une réforme. Jusqu' à nos jours, le système sanitaire au Congo reste le plus désorganisé, subissant des multiples essais erreurs des ONG dites partenaires (HANGI N. op.cit.).

I.5. NORMES DE FONCTIONNALITÉ D'UNE ZONE DE SANTÉ

I.5.1. Normes

« Depuis 2003, la RDC compte environ 515 ZS. La planification sanitaire doit se faire sur base provinciale. A l'intérieur de la province, l'unité sanitaire viable de la planification pour rendre les soins accessibles à tous, sera, selon le cas, la Zone de Santé Rurale(ZSR) ou la Zone de Santé Urbaine(ZSU). Pour sa fonctionnalité, les critères suivants ont été fixés :

a) Critères Géographiques

La ZS doit être contenue dans les limites d'une commune ou d'un territoire. Autrement dit, chaque commune ou territoire pourra contenir une ou plusieurs ZS dont les limites ne doivent pas chevaucher sur les communes ou territoires voisins.

b) Critères Démographiques

De l'importance démographique de la population variant selon la densité dans la fourchette de 50.000 à 200.000 habitants en milieu rural et de 100.000 à 250.000 habitants en milieu urbain, tout en tenant compte de l'accessibilité des infrastructures des soins pour la population.

c) Critères des structures

La ZS est obligatoirement composée des structures suivantes :

- L'hôpital Général de Référence (HGR), exécutant le Paquet Complémentaire d'Activités (PCA)
- Le Centre de Santé réalisant le Paquet Minimum d'Activités (PMA).

Les autres structures sont dites facultatives permettant de répondre aux exigences d'accessibilité géographique. Il s'agit du Centre de Santé de Référence (CSR) et du Poste de Santé (PS)

Le CS reste la structure de soins de 1er échelon. Il est un établissement responsable des activités de prestation des soins du niveau d'une aire de santé, composée de 10.000-15000 habitants. Ses activités sont (PMA).

- ➢ La réception,
- ➢ La consultation,
- ➢ Les soins,
- ➢ La maternité avec5 lits,
- ➢ L'observation avec 2 lits,
- ➢ Le laboratoire,
- ➢ La logistique et maintenance.

Les ressources humaines du CS :

- ➢ Infirmier diplômé (A_1 ou A_2) :2
- ➢ Technicien de laboratoire (A_2) :1
- ➢ Un réceptionniste (D_6) :1
- ➢ Logistique/maintenance (sans qualification exigée) » (M. Mibilenge, 2006 :1-27):

« L'hôpital Général de Référence est une structure de 2e échelon au sein de la ZS. Il est situé dans un des aires de santé de la ZS, de préférence au centre (milieu) de celle-ci.

Ses activités sont (PCA):

- Les services médicaux de base : Pédiatrie ; Gynécologie et obstétrique ; chirurgie...
- Les services de diagnostic : laboratoire ; imagerie médicale
- Les services de réanimation
- La pharmacie...

En plus de ceci, l'HGR doit avoir des services spécialisés p.e cardiologie ; ophtalmologie ; dentisterie...

1.5.2 Ressources Humaines d'un HGR

1. Médecin (docteur en médecine) :3
2. Pharmacien :1
3. Anesthésiste (A_1) :1
4. Administrateur Gestionnaire (A_0 ou A_1) :1
5. Directeur de Nursing (A_1) :1
6. Infirmiers (A_1; A_2; A_3) :16
7. Technicien de laboratoire (A_1 ; A_2) :2
8. Technicien de radiologie (A_1 ; A_2) :1
9. Kinésithérapeute (A_1 ; A_2) :1
10. Nutritionniste (A_1) :1
11. Administratifs (D_6) :3
12. Chauffeur (D_6 ; PP_4) :1
13. Technicien de maintenance (A_1; A_2) :1
14. Nettoyeurs et chargés d'entretien (sans qualification) :7
15. Huissier (PP_4) :1
16. Sentinelle :2

Mais à cause des services spécialisés, le nombre du personnel peut aussi être augmenté.

En résumé, la ZS est une entité géographique bien délimitée (diamètre maximal de 150 km) contenue dans les limites d'un territoire ou commune administrative, comprenant une population d'au moins 100.000 habitants (composée des communautés homogènes au point de vue socio culturelle) avec des services de santé à 2 échelons interdépendants (Centres de Santé au 1er échelon et un Hôpital

Général de Référence(HGR) au 2e échelon sous la supervision d'une Équipe Cadre de Zone de Santé (ECZS), composée de 5personnes à même de travailler en harmonie afin de bien coordonner les activités de sa responsabilité.

1.5.3 Composition d'une équipe Cadre de la Zone de Santé comprend

1. Médecin Chef de Zone (MCZ) ;
2. Médecin Directeur de l'Hôpital Général de Référence (M D) ;
3. Le Directeur de Nursing (DN) ;
4. L'Administrateur Gestionnaire de la ZS (AG) ;
5. Le superviseur. » (M. MIBILENGE, op cit)

I.6 LES RELATIONS INTERPERSONNELLES DANS LES SERVICES MEDICAUX

Il est important de considérer les relations interpersonnelles ou humaines dans une entreprise puisqu'elle sera positivement fonctionnelle.

« En effet, les ressources humaines, font partie de la gestion d'une entreprise traitant des problèmes humains et sociaux. Le mouvement de la relation humaine a cherché à mieux cerner les motivations des hommes et à mettre en parallèle les conditions de travail, le style de commandement, la satisfaction des individus et le rendement. Cela donne l'importance des facteurs psychologiques et affectifs pour comprendre et déterminer le comportement des individus dans l'entreprise » (Encarta 2009).

« Ces objectifs de la gestion des ressources humaines reposent sur quatre axes que voici :

1. Les relations de l'homme avec son travail,
2. Les relations des forces entre différents groupes humains,
3. Les relations hiérarchiques,
4. Les relations entre les individus.

Ainsi, les gestionnaires remplissent les tâches dans quatre grands domaines : la gestion des hommes sur le plan individuel ou collectif, la gestion des relations sociales internes et externes (relations avec les syndicats, le pouvoir public,...), les obligations légales et réglementaires auxquelles sont soumises les entreprises, en matière de personnel (fiche de paie, médecine du travail...) et la gestion des équipements sociaux.

En fonction de la politique choisie, ces différents domaines seront l'objet de réflexions stratégiques à plus ou moins long terme. Si ces réflexions sont quasi inexistantes, le service du personnel se contentera d'assurer la gestion courante du personnel, gestion qui s'organise autour de trois tâches principales : le recrutement, qui passe par une description de poste à pourvoir, la définition du profil requis pour le poste, le choix du mode de recrutement (interne et externe) ; la rémunération qui est d'une importance capitale à plusieurs points de vue (la masse salariale ne doit pas compromettre l'équilibre financier de l'entreprise, mais elle doit être équitable et incitative . La prise en compte de la dimension humaine et l'investissement réalisé par l'organisation dans la relation qu'elle entretien avec ses membres (en termes de formation, de rémunération, motivation, etc.) est déterminante dans l'atteinte des objectifs.

C'est pourquoi en prenant en compte trop d'importance de la valeur humaine commune, avantage concurrentiel, les organisations devraient en faire de leurs fondamentales stratégies, enfin qu'elles cherchent à concilier les besoins de l'entreprise et les aspirations des employés pour déterminer les affectations futures. Elle se fonde sur une évaluation des travailleurs et de leurs résultats.

Avec l'accélération des innovations technologiques, la formation est essentielle pour prévenir l'obsolescence des connaissances. La formation porte sur quatre facteurs principaux : le savoir, le savoir-faire, le savoir être et le savoir devenir » (Encarta 2009). « Elle est régie par la loi N°015/2002 du 16 octobre 2002 portant code du travail, dans son titre II de la formation et du fonctionnement professionnel, à l'art 8 et 9 ». (code du travail 2002 :10)

« Les infirmiers, les médecins et tous ceux qui contribuent à offrir les soins doivent fréquemment interagir. Leur formation initiale, interdisciplinaire tend à renforcer leur identité professionnelle et vise à développer des compétences essentiellement spécifiques, bien que tous devraient en principe également partager les compétences génériques (essentiellement relationnelle : entrer en contact avec l'usager, être empathique, expliquer leur diagnostic, travailler en équipe, etc.). De plus, il faut reconnaître que ces professionnels ont rarement appris à travailler en équipe lors de leurs études ou encore lors de leur insertion en milieu du travail.

Dans le contexte de travail, ces intervenants peuvent se retrouver dans un service composé exclusivement des collègues (infirmier, médecin, travailleurs sociaux…) ou dans une équipe multidisciplinaire. Dans ces deux cas, ils devront fréquemment entretenir des relations interprofessionnelles avec les collègues de multiples professions » (Linda Fortier ; 2004 :2). Le milieu du travail hospitalier n'est pas et sera pas neutre. Il constitue un environnement où existent des professions dominantes en raison de leur pouvoir instrumental et légal (les médecins) ou un pouvoir lié au nombre (les infirmiers). Un tel contexte rend le rapport entre médecins et infirmiers, un élément important du climat organisationnel qui, sans doute, doit avoir des répercussions sur le fonctionnement des équipes de travail et la coordination des interventions auprès des malades.

1.6.1. Le mode de fonctionnement de l'équipe

« Ici la vie même de l'équipe qui s'affirme et chacun devrait théoriquement pouvoir l'influencer dans une perspective de participation démocratique permettant à chacun de membre qui le souhaite d'être associé, ou de se reconnaître dans les objectifs poursuivis et les valeurs partagées. Il s'agit des facteurs qui permettront le développement de relations de confiance et d'entraide entre les membres de l'équipe. (Linda Fortier; 2004 :4)

« Il peut arriver aussi qu'un mode de fonctionnement autoritaire s'installe ou soit imposé. Dans ce cas, le fonctionnement de l'équipe ne peut être optimal qu'en situation de crise ou d'urgence. Avec le temps et l'expérience, l'équipe parviendra à se convenir sur les modes de communication variés selon les besoins, à se donner des priorités, à se doter de mode de résolution des problèmes et de gestion des conflits qui éviteront de faire des perdants et des gagnants ».(ALINE et Coll.; 2004 :25-26)

1.6.2. Différents modes de collaboration professionnelle

« Selon Aline S et coll., dans leur étude qualitative des interactions professionnelles, on rencontre quatre modes de relation professionnelle ou mode de travailler ensemble.

a) La collaboration : Le mot collaboration (travailler avec d'autres sur une œuvre commune), se rapproche de plus de l'idéal de "travailler ensemble" dans le domaine de soins. Mais ce concept de collaboration recouvre plusieurs idées en sociologie comme au minimum le fait de travailler ***correctement*** ensemble (STRAUSS, 1992) ou au maximum celles de partage de la réciprocité, du don, de la synergie, de la cohésion et non de juxtaposition, de la confiance, de savoir intégrer les uns aux autres des zones d'interventions partagées. Ils soulignent que la collaboration au sens fort du terme est aussi associé à l'idée de relations privilégiées (étroites) avec les autres acteurs, voir comme un réseau de liaison. Celui-ci étant durable de relations plus ou moins institutionnalisées d'interconnaissance, entre un ensemble d'agents qui ne sont pas seulement dotés de propriétés communes, mais qui sont unis par des liaisons permanentes et utiles, à la fois nécessaires et électives impliquant les actions durables. Ces relations "privilégiées" correspondent aux liens forts caractérisés par :

1. La durée de la relation (ancienneté et temps passé ensemble),
2. Une intensité émotionnelle importante,
3. L'intimité (avec confidences mutuelles),
4. Échange de services réciproques,
5. La multiplicité de la relation qui n'est pas fondée sur un seul type d'échanges mais sur une pluralité d'échanges dans les domaines différents.

Partant de cette définition, le collaborateur professionnel devient un personnage particulier dans les prestations des soins.

b) une coopération : La coopération est le fait de travailler avec un autre dans l'acceptation temporaire et provisoire d'une certaine interdépendance entre les acteurs (CROZIER et FRIEDBERG : 1977). La coopération serait donc, comme la collaboration, une manière de travailler ensemble mais de façon beaucoup moins étroite, chacun gardant sa distance d'autonomie. Dans cette logique, la coopération correspond à ce que par exemple les infirmiers attendraient généralement : un avis, une demande thérapeutique, un ordre…, mais dans le respect de certaines règles comme respect de territoires, pas de captation des malades, pas trop d'interférence entre les pratiques, disponibilité et compétence… » (Aline et al, 2004 : 25-28)

« Selon les sociologues, la coopération est un lien faible exprimé de la manière suivante :

1. Le temps consacré l'un à l'autre est relativement bref et ne nécessite pas forcément un contact visuel,
2. Faible intensité émotionnelle,
3. Très peu d'échange interne,
4. Les partenaires se rendent des services réciproques ;
5. Le type de relation est unique centré sur l'échange professionnel.

Les qualités humaines du partenaire peuvent être importantes mais restent secondaires dans la relation entre professionnel. Il faut qu'il existe entre les deux, un degré de confiance, mais celle-ci est limitée à la compétence professionnelle. Chacun respecte la façon dont l'autre travaille mais refuse de se laisser influencer par ses méthodes et alors à la marge et de manière ponctuelle, sans qu'il puisse y avoir remise en cause de ses pratiques et de sa propre vision de soins.

Les propositions du partenaire seront plus ou moins acceptées, elles seront discutées et contrôlées. Le respect de la part d'autonomie de chaque acteur semble un enjeu primordial : chacun reste maître de son exercice, l'autre n'émet qu'un avis qui sera plus ou moins intégré dans la prise de décision, la négociation demeure possible, mais elle reste limitée.

c)L'instrumentalisation : Utiliser à son profit. Chacun des partenaires se sert de l'autre en l'objectivant et lui déniant le caractère de sujet. L'autre n'est identifié qu'à son rôle professionnel, il est là uniquement pour rendre un service, souvent un geste technique (une radio, un pansement, une rééducation…) alors que les collaborateurs sont souvent nommés (aussi bien par leurs noms que par leurs prénoms), les professionnels instrumentalisés sont dépersonnalisés et désignés par leurs spécialités (le cardiologue, le docteur, l'ophtalmologue, …) voir leur lieu de service (pharmacie, laboratoire, léproserie…). Dans ce type d'échanges, le support de la communication est précis, unique et dépersonnalisé et l'outil utilisé est l'ordonnance : la négociation est réduite à néant, il s'agit bien d'exécuter un ordre.

Cependant, ce type d'échange correspond à une logique très fréquemment observée. Chacun des partenaires se sert de l'autre dans son propre intérêt, dans une **logique purement utilitariste** dont la réciprocité est la donne essentielle. Par exemple, si le médecin se sert de l'infirmier comme un exécutant de ses ordres ou comme un guide des malades et un fournisseur de clients.

Granovetter considère que l'instrumentalisation est un lien **encore plus faible** que la coopération. Elle se catégorise ainsi :

1. aucun contact, aucun temps consacré à l'autre.
2. aucune intensité émotionnelle.
3. aucun échange intime.
4. les partenaires se rendent des services réciproques.
5. le type de relation est unique, centré sur les échanges professionnels à l'exclusion de tout autre.

L'instrumentalisation a en commun avec la coopération et la collaboration d'être un échange de services mutuels, mais elle se différencie nettement par le fait qu'il n'existe ni intensité émotionnelle ni contact direct. L'instrumentalisation est donc un **lien très faible**. La relation passe par le patient et se tisse uniquement sur le mode professionnel. Mais, si le partenaire n'a pas le choix de la tâche à exécuter, il dispose lui aussi d'une entière autonomie dans la manière de l'effectuer, l'instrumentalisation étant avant tout **absence complète de négociation**. » (ALINE et al, 2004 : 28)

d) la négation : l'absence de relation

« Si les différentes études évoquent les modes de relations professionnelles considérées comme positives (collaboration, coopération), elles évoquent « le nontravail ensemble » uniquement à travers les tensions et les conflits considérés comme des obstacles à une bonne pratique, posant implicitement comme le travail en coordination comme la « bonne » norme.

Dans ce mode de travail, l'autre n'est pas reconnu en tant que tel, il est nié non seulement en tant que personne mais aussi dans son identité professionnelle. Les enquêtes effectués par Aline S. et ses collaborateurs montrent ainsi que nombre de professionnels sont soit totalement oubliés dans les discours des autres, soit mis à l'écart (refus de travailler avec tel ou tel). D'après la catégorisation de Granovetter, nous pouvons catégoriser la négation par l'absence de lien :

1. aucun contact.
2. aucune intensité émotionnelle.
3. aucune intimité.
4. aucun échange de service.
5. aucun type de relation.

Dans leur population enquêtée, ce type de relation est fréquent. Il implique deux logiques :

- Soit la non reconnaissance de la spécificité du travail de l'autre par sa rareté ou son altérité (orthophoniste, médecin conseil)
- Soit une logique de concurrence, les deux acteurs partageant le même territoire et se retrouvant donc en conflit direct pour se construire une clientèle (l'exemple des rapports infirmier/médecin étant le plus significatif)

Dans la négation, nous sommes au-delà de la logique d'autonomie, nous nous retrouvons dans une logique d'exclusion, active ou passive. L'autre n'est l'objet d'aucune reconnaissance parce qu'il est soit trop proche soit trop loin.

Ainsi, les observations et les discours mettent en évidence des modes de relations professionnelles que nous avons essayés de décrire. Cependant, l'étude montre que ces modes des relations ne seraient pas utilisés de manière identique : l'instrumentalisation et la négation constitueraient les modes auxquels les médecins dans leur ensemble auraient le plus souvent recours. » (Aline S. et coll : 2004)

1.6.3. La communication

«Par définition, la communication est l'action, le fait de communiquer, d'établir une relation avec autrui, de transmettre quelque chose à quelqu'un, l'ensemble des moyens et techniques permettant la diffusion d'un message auprès d'une audience plus au moins vaste et hétérogène et l'action pour quelqu'un, une entreprise d'informer et de promouvoir son activité auprès du public, d'entretenir son image, par tout procédé médiatique.

Elle concerne aussi bien l'être humain (communication interpersonnelle, groupale, ...) que l'animal et la plante (communication intra ou inter espèces) ou la machine (télécommunication, nouvelles technologiques, ...) ainsi que leurs hybrides : homme- animal ; hommes – technologiques, ... » (Gérald Hébert ;2000 :10)

1.6.3.1. Aspects de la communication

Selon les disciplines, la communication est tantôt question de « niveau » tantôt de « fonction » de la communication. Néanmoins d'un commun accord, la communication est à la fois contenue et relation : « la communication comporte les plus souvent deux visées distinctes : faire passer le contenu et définir la relation entre les interlocuteurs ».

Par ailleurs, en parlant plus spécifiquement de la communication au travail, les ergonomes du travail sont venus préciser ces deux dimensions que sont le contenu et la relation et à la différence de l'école de Palo Alto, ils ne distinguent pas deux niveaux (où l'un englobe l'autre). Ils conçoivent des activités langagières qui répondent principalement à deux besoins :

1) Un besoin dit « fonctionnel », auquel répond le langage au travail en permettant le déroulement d'une activité, l'accomplissement d'une tâche et
2) Un besoin social.

« Girin relève aussi ce double aspect de la communication, qui présente des actes de communication principalement orientés vers l'activité et des actes principalement orientés vers l'ordre social.

Selon lui, il existe l'interdépendance entre deux orientations. Les interactions de travail répondent aussi aux deux besoins distincts que sont : transmettre des consignes pour assurer le fonctionnement des opérations et inscrire les employés dans un cadre social.

En somme, on ne peut pas réduire la communication à un simple acte de diffusion d'informations. La dimension relationnelle est un passage obligé pour toute communication. En plus, la communication joue un rôle beaucoup plus grand en permettant la socialisation des individus et la construction de l'identité »(Gérald Hébert ; 2000 : 14)

Les organisations sont donc un lieu de socialisation où les identités sont sujettes à des changements et à des réajustements, alimentés son propre regard et regard d'autrui. Par ailleurs, la communication entre les individus permet de répondre à des besoins bien précis :

1. Le besoin d'existence
2. Le besoin d'intégration
3. Le besoin de valorisation
4. Le besoin de contrôle
5. Le besoin d'individualisation » (Gérald Hébert ;2000 : 15)

« La communication et le malentendu, l'inquiétude et le soupçon sont au début de la communication, ...Autrement la communication est une activité fondamentale de la vie d'une organisation.

On ne peut ne pas communiquer. Il n'y a pas d'organisation saine sans un bon système de communication et d'information. En compromettant la qualité du système de communication, c'est, très vite, l'organisation qui est altérée.

La pérennité et l'organisation des formes de communication sont nécessaires. Les règles définies, quel que soit le mode d'action choisi, doivent générer des effets concrets. La communication doit assurer, en continu, l'articulation indispensable interpersonnelle. Elle est un outil opérationnel au service de la conduite au changement, une incitation au dialogue social.

Elle participe à la recherche d'un équilibre relationnel qui favorise la concertation et le développement des hommes. Elle est le recours nécessaire dont le management doit se saisir pour casser le cloisonnement hiérarchisé de l'hôpital et développer les communautés d'intérêt nécessaire à la meilleure prise en charge des patients.

Au-delà des réseaux relationnels et interprofessionnels qui irriguent le milieu du travail, il faut organiser la communication » (Jean Abbad, 2001 :6)

Dans l'organisation, il faut se rassurer que la communication a bien joué son rôle : de prévention, de diffuseur de messages claires, d'aide à la prise de décision et à la prévision.

Il est du rôle de manager de vérifier les objectifs de la communication dans l'entreprise.

« La participation et la communication renforcent la mobilisation. Elles prolongent la réflexion et l'action dans le temps, tracent les voies d'une adhésion réelle d'un projet collectif » (Jean Abbad, 2001 : 98)

« La réussite de l'institution repose sur la pertinence, l'imagination, l'intelligence et le savoir-faire de la communauté hospitalière au service d'une mission dont chacun mesure toute la noblesse mais aussi toutes les exigences en termes de qualité de service rendu.

Chacun, aussi, a conscience de ce que toute prise de décision importante se fonde sur un ensemble critique d'informations supposées réunies, c'est-à-dire sur un système de communication fiable.

Toute la stratégie de l'organisation en dépend, non seulement pour assurer à l'institution la réalisation optimale de ses objectifs mais également forger et pérenniser une culture organisationnelle propre à l'établissement. La communication sociale est indispensable à l'épanouissement, au développement et à l'affirmation de chaque organisation. Elle contribue à nourrir une culture d'entreprise marquée par un système des valeurs, des normes et des conceptions. L'hôpital échappe encore moins que d'autres institutions à la nécessité de combiner son histoire, forte de charité, de générosité et de compassion, avec la recherche de sa modernisation et sa promotion au rang « d'Entreprise de Santé ». Chacun doit y trouver sa juste place et avoir le sentiment d'œuvrer à la réalisation d'un objectif commun.

C'est par la concertation et les échanges permanents que se construisent les biens identitaires, les vocations partagées, les sentiments d'appartenance à une même entité sociale, le désir de vouloir y jouer un rôle en tant qu'acteur responsable et impliqué ». (Jean Abbad, 2001 :99)

« L'amélioration du dialogue social est une nécessité : il y a une insuffisance caractérisée de dialogue dans les hôpitaux (publics). Il n'y aura pas de changement, prise de conscience plus déterminée des responsables en charge des ressources humaines.

Ce constat est dommageable à plusieurs titres :

- Il est d'abord en contradiction avec les constatations sociologiques. Cette inadéquation est une première cause de la morosité souvent dénoncée par le personnel hospitalier.
- Il est ensuite une opposition avec toute la dynamique qui sous-tend une volonté de changement. Il a été précisé, à diverses reprises que la communication est une activité fondamentale de la vie d'une organisation.

L'hôpital est en effet, entre autres un lieu privilégié où les communautés d'intérêt et la satisfaction du malade plaident pour l'instauration du dialogue social et de la communication.

C'est par l'échange, la persévérance des ouvertures, l'écoute réciproque, en un mot la communication, que les interlocuteurs arrivent à se comprendre et à agir solidairement. Cependant, l'Hôpital offre encore trop souvent l'image d'un monde cloisonné favorisant le repli sur soi, les relations tendues entre les professionnels de santé, l'hostilité à partager les contraintes de gestion, la méfiance de la base, la détérioration des conditions de travail, le sentiment des soignants d'une plus grande écoute de la part des médecins que de la hiérarchie.

Une telle organisation est préjudiciable à l'intérêt du malade. Les luttes de pouvoir favorisent la segmentation et entretiennent la divergence entre les services et la direction. Il s'ensuit un regrettable déficit d'écoute dû davantage à un « effet de système » qu'à une mauvaise volonté des acteurs » (Jean Abbad, 2001).

1.6.3.2 Les facteurs d'une bonne communication interpersonnelle

Les facteurs clés d'une communication interpersonnelle enrichissante et de qualité sont :

- La nature de la relation (couple, de travail, ...)
- Le contenu de la communication (message, manière dans le véhicule)
- Le support de communication (vidéo, téléphone, ...)
- Le contexte (quel moment, quel bien, etc., ...)
- Les schémas interprétatifs des individus (mode de pensée, vécu, ...)

Si nous gardons à l'esprit l'ensemble de ces paramètres, nous évitons souvent les phrases du genre : « est (elle) stipule, qu'il (elle) ne comprend rien »..., car la communication interpersonnelle est un exercice passablement complexe.

L'écoute active est à la base d'une communication interpersonnelle de qualité. Toutefois, il arrive que celle-ci soit altérée par les difficultés suivantes :

- Le manque de concentration
- Se tenir uniquement aux faits
- Écoute dite « défaitiste »
- Critique de l'apparence extérieure au débit de l'interlocuteur
- Faire semblant
- Réagir à des mots tabous
- Qualifier un sujet d'ennuyeux
- Tolérer ou provoquer les distractions
- « je ne suis pas d'accord »
- Parler en écoutant » (Gérald Hébert ;2000 : 20)

1.6.3.3. La communication non violente

« Quel que soit le changement que nous souhaitons apporter dans une organisation ou un gouvernement, nous serons amenés à avoir une communication avec ses membres.

La réussite de notre intervention dépendra de notre capacité à nous connecter à nos interlocuteurs de façon telle que leurs besoins et les nôtres soient entendus et pris en compte avec respect » (Marchal, 2000 : 67-75)

« Il est malsain de dire que les autres sont mal élevées, dans le sens où n'ayant pas appris à écouter leurs besoins, où à connaître leurs valeurs. Si nous souhaitons mettre en œuvre un changement dans une entreprise c'est parce que nous voyons comment cela pourrait contribuer à la vie.

Dans une entreprise, si l'on veut partager des situations qui sont problématiques ou représentent un défi, certaines stratégies ont été élaborées :

- Éviter d'utiliser un « langage d'ennemi »
- Transformer l'image d'ennemi en exprimant ses propres sentiments et besoins
- Écouter tous besoins tant matériels que spirituels
- Participer aux changements qui contribuent à la vie des autres » (Marchal, 2000 :75)

1.6.3.4 Le réseau et outils de communication

« La communication a pour objet de faire passer un message. C'est un passage obligé pour entrer en relation avec autrui. A ce stade, il faut noter l'importance des moyens. Entre humains, la communication est la base de la vie en société. C'est là, en générale que, la compréhension est la meilleure. La rétroaction est quasi systématique. Dans la communication interpersonnelle, la communication peut se passer au moyen d'un téléphone, la conversation orale …mais aussi, elle peut être non verbale.

La communication passe donc aussi par le corps

Exemple : geste, mimique, silence …, le ton du message est aussi une forme non verbale.

On dit parfois que la communication est holistique c'est-à-dire qu'elle fait intervenir le tout de l'homme pour souligner l'importance de l'environnement, des interférences environnementales dans la communication.

Selon l'école de Palo Alto, « on ne peut ne pas communiquer »

Que l'on se taise ou que l'on parle, tout est communication.

Nos gestes, notre posture, nos mimiques, notre façon d'être, notre façon de dire, notre façon de ne pas dire, toutes « parlent » à notre récepteur.

En outre, la communication est aussi une forme de manipulation. En effet, nous communiquons souvent pour manipuler, modifier l'environnement ou le comportement d'autrui » (Marchal, 2000:70)

« Les réseaux c'est l'ensemble d'acteurs, outils grâce auxquels les messages circulent. On trouve : les réseaux sociaux : élèves de grandes écoles, les associations, ONG, centres de recherche, individus possédant des intérêts communs, les réseaux techniques : englobant tous les réseaux de transport et de télécommunications informatiques (télégraphe, téléphone, web, routes, canaux, chemin de fer ...)

1.6.3.5 Le contexte de communication

« Une communication est gravée dans un contexte. Elle peut avoir lieu à un instant donné, dans un lieu donné et vis-à-vis d'une situation, d'un événement donné.

Tout cet environnement, qui ne fait pas partie de la communication à proprement parler, mais qui accompagne cette communication, est appelé contexte. L'environnement peut générer du bruit, ou être source d'interférences. Il peut arriver aussi que la communication se fait seulement pour reprocher. »[1]

1.6.3.6 Le code

« Le code (d'information) est un concept souvent mis en avant dans la vision mécaniste de la communication. Il est pourtant rarement adéquat, ne s'appliquant bien qu'aux seules situations hiérarchiques et autoritaires : interface homme – machine, relation homme – animal, ... Par extension et d'une manière pessimiste, la notion de code est souvent employée pour l'étude des relations humaines. Dans ce cadre simplifié, pour communiquer, l'émetteur et le récepteur doivent disposer d'un code commun.

La communication se caractérise alors surtout par l'utilisation d'un code établissant les correspondances entre un signe et son sens qui doit être commun aux interlocuteurs. L'absence d'un code commun entre émetteur et récepteur est l'une des sources d'échecs de la communication, chacun pouvant supposer que l'autre comprend son code, sans que ce soit le cas. Par exemple :

- Un Chef de projet américain est choqué d'écouter son équipe française exiger du matériel pour son travail. Élucidation faite, cette équipe ne voulait que demander ce matériel (or to demand signifie exiger)

[1] http://www. Dialethik.com

- Le même s'étonne de voir, après avoir stigmatisé le peu de temps dont on dispose pour un petit projet de voir des membres européens se demander pourquoi au contraire on dispose d'une telle marge

Élucidation : quand il écrivait sur son tableau 6/6 pour la date du début et 6/12 pour la date de fin, il pensait pour cette dernière au 12 juin et l'équipe européenne a compris 6 décembre.

- Un collègue japonais désirant montrer le grand respect qu'il éprouve pour la famille d'un collègue européen, l'invitant à dîner, apporte à la maîtresse de la maison une fleur considérée comme l'une de plus belles au japon : un chrysanthème. Gène garante chez celle-ci, pour qui cette fleur est symbole de cimetière.» (Gérald Hébert; 2000 : 25)

Dans tous ces exemples, la notion de code explique l'incompréhension entre les êtres humains. Dans certaines situations, le code est aussi source d'une bonne compréhension et renforce les relations. Le code est donc une notion trop évidente pour être utilisée sans pincettes.

1.6.3.7 La rétroaction

« Le message de rétroaction (ou Feed back) est le message verbal ou non, renvoyé par réaction par le récepteur à l'émetteur. Lorsqu'il existe, on parle de communication bi directionnelle. Ses enjeux sont différenciés de ceux du message dont il est issu. Le feed back peut servir suivant les cas à :

- Confirmer la réception du message ;
- Infirmer la réception du message ;
- Demander des précisions ;
- Relancer la discussion ;
- Terminer la discussion

La notion de rétro action (feed back) est issue des travaux de Norbert Wiener sur la cybernétique et société (1950). Elle semble issue de travaux ayant eu lieu aux États-Unis au cours de la seconde guerre mondiale pour convertir l'industrie américaine en industrie de guerre (1941 – 1942). Elle comprend au sens technologique du passage de la mécanographique à l'informatique, et à l'apparition des premiers ordinateurs basés sur des technologies électroniques.

Cette notion a permis aux chercheurs en sciences humaines de passer d'une vision linéaire (uni directionnelle) de la communication, à la conception d'un processus circulaire (bi directionnelle)

I.7. LA MOTIVATION

« La motivation est dans un organisme vivant la composante ou le processus qui règle son engagement pour une activité précise. Elle en détermine le déclenchement dans une certaine direction avec l'intensité souhaitée et en assure la prolongation jusqu'à l'aboutissement ou l'interruption.

Cette notion se distingue du dynamisme de l'énergie ou du fait d'être actif. La motivation concerne certaines actions ou expériences, mais pas toutes. Se manifestant habituellement par le déploiement d'une énergie (sous divers aspects tels que l'enthousiasme, l'assiduité, la persévérance), la motivation est trivialement assimilée à une « réserve d'énergie ».

Mais plus qu'une forme d'énergie potentielle, la motivation est une instance d'intégration et de régulation d'une multitude de paramètres relatifs aux opportunités d'un environnement et aux sollicitations d'une situation.

Aussi le rôle de la motivation est-il proportionné aux degrés d'ambiguïtés d'une situation : elle doit dissiper la complexité, voir la confusion des données et leurs conférer différentes valeurs avant d'en tirer une conclusion en terme de comportement : le choix et l'investissement dans la direction préférée » (Gérald Hébert ;2000 :33)

« La motivation du personnel s'avère un facteur primordial et direct de contribution à la production. L'intéressement des employés a souvent été recherché au moyen des primes au rendement. La direction par objectif et l'enrichissement des tâches constituent des façons modernes et efficaces de susciter la motivation du personnel » (La Flamme, 1997 :177).

Lorsqu'on mentionne la motivation, on y voit immédiatement l'idée qui est à base des actions ou du comportement de l'homme. Le terme lui-même n'a pas une définition précise. Cependant beaucoup d'autres sciences du comportement acceptent que la motivation comprend les besoins, les buts, les motifs, ...qui donnent maintenance à un comportement destiné à satisfaire l'un ou autre désir.

Bernard Berelson et G.A Stciner, cités dans le Module de Gestion des ressources Humaine en soins de santé Primaires, donnent une définition laconique de la motivation en ces termes : « Un motif est un fait interne qui donne de l'énergie, fait qui dirige ou canalise le comportement vers le tout » : Plusieurs théories essaient d'expliquer la motivation de l'homme. Certaines mettent l'accent sur ce processus de motivation tandis que d'autres expliquent le contenu de celle-ci.

La question que le 1er groupe de théoriciens se pose est celle de savoir comment se produit la motivation ? Celui-ci, explique la motivation de l'homme en termes de perceptions, de croyances et des attentes sur la satisfaction de ses besoins par le travail qu'il accomplit.

Le 2e groupe, lui se pose la question de savoir comment motiver les hommes ?

Ces théories du contenu de la motivation essaient de l'expliquer en termes de besoins. Dans cette section, nous allons présenter une base théorique qu'explique la motivation de l'homme tout en identifiant les agents motivateurs, leurs faces et leurs limites » (Ministère de la santé, 2006 :47)

1.7.1 Le management scientifique et la motivation

Par son principal Ténare, Frederick Taylor, l'homme est un individu à la recherche permanente de la sécurité matérielle. Il veut travailler dans une organisation parce qu'il veut obtenir des moyens pour survivre. Ainsi, l'homme peut être motivé et atteindre une haute productivité s'il attend à recevoir une rémunération pour ses efforts. L'argent ou plus précisément les avantages matériels influencent le niveau de la motivation humaine et peuvent le pousser à contribuer d'une façon maximale à la prospérité de l'entreprise.

Cette théorie de la motivation humaine qui met l'accent sur les avantages matériels avait été critiquée par les théoriciens des relations humaines du fait qu'elle mettait l'accent sur un seul élément négligeant, ignorant la complexité des besoins et la motivation de l'homme.

Ces critiques avaient poussé certains auteurs à préciser que sous certaines conditions, les récompenses matérielles ou monétaires peuvent motiver l'homme à produire plus.

Lorsque l'argent est une forme de récompense ou de reconnaissance pour une performance efficace au travail, il peut encourager l'homme à travailler pour une grande productivité. Mais ce n'est pas pour autant que la controverse qu'entoure la théorie de la motivation basée sur les récompenses matérielles soit résolue.

Une tentative de résolution avait été essayée par Abraham Ma slow » (Ministère de la santé, 2006 :48)

1.7.2 La Théorie de la hiérarchisation des besoins d'Abraham MA slow (1943)

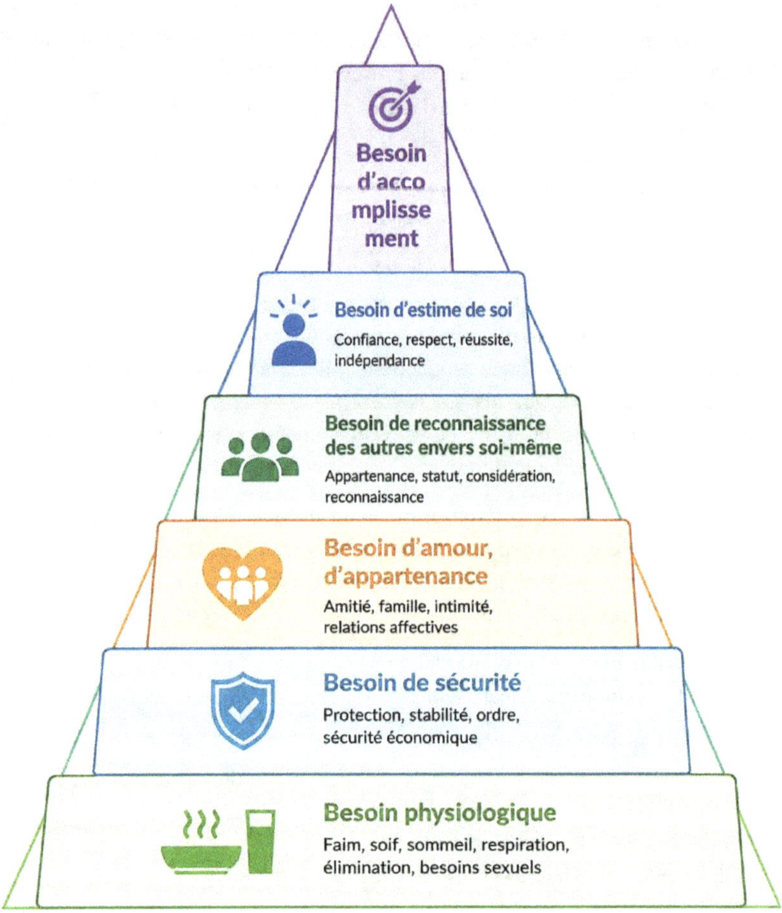

« Cette théorie hiérarchise les besoins et dit plus on monte de niveau et plus la solution est importante.

Mais on ne peut atteindre les niveaux supérieurs, que si les besoins plus primaires sont satisfaits.

Cette théorie précise également que ces besoins ont une structure multidimensionnelle c'est-à-dire que d'un sujet à l'autre, le niveau de satisfaction des besoins n'est pas le même.

- Les besoins physiologiques : il s'agit des besoins élémentaires tels que les besoins de manger, de boire, de dormir, de faire l'amour, etc. Ils sont importants en tant que motivateur. Mais une fois satisfaits, ils cessent de l'être. Apparaissent alors les besoins de la 2e catégorie ;
- Les besoins de Sécurité : Ce sont des besoins de sécurité physique et émotionnelle. Il s'agit des besoins de sentir que sa vie ou son identité n'est pas menacée.
- Les besoins sociaux : dans cette catégorie, on inclut les besoins d'être accepté par les autres, d'appartenir à un groupe, d'aimer et d'être aimé et de socialiser avec les autres ;
- Les besoins d'estime : il s'agit des besoins à un niveau élevé (qui sont généralement moins satisfaits). On se réfère ici aux besoins de statut personnel, de pouvoir d'accomplissement et de prestige. Ces besoins comprennent la conception ou l'image que les autres ont de soi et celle qu'on a de soi-même,
- Les besoins d'actualisation personnelle : Ce sont des besoins du niveau le plus élevé auxquels l'homme aspire mais qu'il satisfait rarement parce qu'il passe trop de temps pour satisfaire les besoins de base. Il s'agit de besoin de réalisation de ses potentiels, ceux d'être ce que l'on peut être et d'actualiser le concept le plus positif de soi. Comment la théorie de la hiérarchie des besoins selon MASLOW, Grane précise que des différences dans les besoins parmi les employés peuvent être le résultat des différences des conditions économiques et sociales de base, d'éducation, d'intérêts, des capacités et des aptitudes, les expériences passées. Il se pose les questions de savoir comment motiver les agents ? Quels sont les principes qui conduisent à la motivation ? » (Ministère de la santé ; 2006 : 48). Sur le premier point, la question de savoir quelles sont les conditions qui permettent de maximiser la productivité d'un agent, il aurait sans graduation :

    - La sécurité de l'emploi et la sécurité psychologique, c'est-à-dire le facteur confiance qui est fonction de l'environnement de la structure qui soutient l'organisation.

Exemple : l'agressivité de l'environnement peut sérieusement entamer le rendement.

- Le salaire ainsi que les avantages en nature (logement, voiture, téléphone)

- La considération, c'est-à-dire, l'estime des autres, le respect des collègues.
- La responsabilité : le titre, le grade ou la fonction ne doivent pas être des ensembles vides, autrement dit la responsabilité suppose un maximum de pouvoir effectif.
- La reconnaissance du mérite individuel
- Les conditions générales du travail.

BESOIN DE SURVIE	**BESOIN DE SECURITE**	**BESOINS SOCIAUX**	**BESOINS EGOCENTRIQUE (ESTIME DE SOI)**	**BESOIN D'AUTO-REALISATION**
Se nourrir convenablement	L'agressivité, défense de ses intérêts	Participer aux décisions	Soif de pouvoir et de domination	Accomplir quelque chose dans sa vie
Se reposer, se détendre	Se protéger d'un environnement hostile	Appartenir à un groupe	Être reconnu et réputé	Homme libre et autonome
Faire l'amour, se reproduire	Suivre des lois et des règlements	Aimer et être aimé	Maintenir son amour propre	Libre cours aux facultés d'épanouissement
Se maintenir en bonne santé	Épargner pour les mauvais jours	Collaborer avec autrui	Être apprécié à sa juste valeur	Capable d'inventer et de créer
Obéir à ses réflexes et ses instincts	Prendre des assurances	S'intégrer dans le milieu	Avoir un statut	Être indépendant dans ses actions.

Source : gestion des organisations ; p. 63

1.7.3 La théorie de deux facteurs d'Herzberg (1959)

« Le grand apport de cette théorie, parmi les travaux les plus classiques, est qu'elle montre que la motivation peut être influencée par des facteurs externes, appelés extrinsèques. En effet, pour Herzberg, la motivation varie selon des facteurs internes, mais la démotivation influe selon des facteurs externes, qu'il appelle facteurs d'hygiène. Ainsi, la motivation n'est possible que si les facteurs d'hygiènes sont hauts. Mais il n'y a pas de motivation pure. Ces deux concepts (motivation et démotivation) sont donc parallèles, et ne relèvent pas d'un continuum.

La somme de commentaires et de critiques suscités par les travaux d'Herzberg est importante. La méthode utilisée pour le recueil des données est souvent critiquée car source de biais. En effet, la méthode des incidents critiques consistait à recueillir le moment où les salariés se sont sentis heureux et les moments où ils se sont sentis mécontents. Procédant ainsi, les conclusions établissant que seuls les facteurs intrinsèques (Accomplissement de soi, travail en lui – même, responsabilité) contribuent à la satisfaction, leur absence menant à des états neutres.

Les facteurs extrinsèques (rémunération, qualités de la hiérarchie) diminueraient l'insatisfaction, mais n'influenceraient pas ou peu la satisfaction. La répartition entre facteurs internes et externes peut être interrogée. On peut en effet se demander si les responsabilités confiées sont un facteur interne ou externe. Plus globalement, ce modèle confond allègrement deux notions aujourd'hui clairement distinctes : motivation et satisfaction » (https://www.Wikipedia.Org. D'où :

a) **La théorie du besoin de réalisation de McClelland (1961),** laquelle à partir de la mesure des besoins, l'auteur fait ressortir trois types de besoins faisant motivation au travail :
    1. Les besoins de réalisation : ceci renvoi à l'envie de réunir l'accomplissement.
    2. Les besoins de pouvoir : ceci renvoie à vouloir de l'influence sur autrui.
    3. Les besoins d'affiliation. Ceci renvoie au besoin de relations sociales satisfaisantes.

Ces 3 facteurs semblent avoir comme objectif de montrer que la volonté de réussir est une auto – motivation puissante.

b) **La théorie des caractéristiques de la tâche (1968)**

« Cette théorie a eu, pour effet historique, un enrichissement du travail, par le fait de la nature de la tâche proposée par l'auteur. Pour Hack man, le chercheur à son origine, trouve 5 facteurs de motivation :

1. La variété des tâches (V)
2. Les tâches être réalisées entièrement (I pour Identité)
3. La signification des tâches (s)
4. L'autonomie Individuelle (A)
5. Un retour sur les activités (F pour feed back)

Hackman et Oldham proposent enfin une formule afin de calculer le score de motivation.

Score = $\left(\frac{(V+I+S).A.F}{3}\right)$

Plus tard, en 1976, ces auteurs ajoutèrent plusieurs facteurs dont le plus important c'est le désir de reconnaissance, qui affecterait les cinq autres »

c) La théorie de V.I.E de Vroom (1964)

« Cette théorie cognitiviste, appelée aussi » la théorie du résultat escompté, repose sur trois concepts :

1. LA valeur (V) : C'est la valeur positive, que l'on attribue au résultat de ses actions ou de sa performance. C'est répondre à la question : ce que j'obtiens en retour pour ma performance accomplie, c'est important ou pas pour moi ? Dans ce cadre de travail par exemple, l'important pour certains peut être le niveau de salaire, pour d'autres, le temps libre. Ces préférences sont mesurables sur une échelle de -10 +10

2. L'instrumentalité (I) : Est-ce que la performance est correcte avec le résultat ? C'est la probabilité perçue du lien entre la performance à atteindre et ce que j'escompte en retour.
   C'est répondre à la question, si je fais ceci, alors est-ce que j'obtiendrai cela en retour mesurable sur une échelle de 0-1.

3. L'attente (E) : Est-ce que l'effort est à bout à une performance ? C'est répondre à la question si je me mobilise pour faire cela, est-ce que j'arriverai à cette performance ?
   Mesurable sur une échelle de 0-1. Vroom propose une formule calculant la force de la motivation (F) : F=E. (ΣV.I) » (https://www.Wikipedia.org).

d) La théorie de l'équité d'Adams (1963, 1965)

Selon cette théorie (1963 – 1965), l'individu calculerait un score pour lui – même, et un score pour autrui, afin de déterminer s'il y a de la justice sociale. La motivation viendrait donc des représentations mentales (théorie cognitiviste).

Score = (R)/A R= résultat (Exemple : Salaire)

A= Apport (Exemple : effort donnée)[2]

- Si le score du sujet est égal à celui d'autrui, alors il y a équité, et donc il sera motivé ;
- Si les scores sont inégaux, alors il n'y a pas équité, et la motivation baisse. Même dans le cas où le sujet serait surestimé, il va perdre sa motivation, non pas par un changement de comportement, mais un changement de perception.

1.7.4 Les styles de Direction et la motivation

Les styles traditionnels sont :

1) Le style autocratique : C'est le type de Chef qui a tout à voir, tout savoir, tout comprendre, être partout, ne délègue pas des tâches et les pouvoirs y afférents.

Il confond souvent autorité, domination, supervision avec l'évaluation, le contrôle et l'inspection.

Il exerce sa fonction en se contentant de donner des ordres formels ou en veillant à l'exécution des activités comme un gendarme (contrôleur, surveillant, inspecteur, ...). Il impose la discipline et s'assure que le service fonctionne.

Conséquences

- Diminution de la qualité ou rendement à l'absence du superviseur
- Naissance des difficultés d'ordre psychologique (sensation d'un manque de confiance), d'où réticence, l'agent se sent considéré comme un enfant qu'il faut tenir par la main.

2) Le style démocratique : Ici, le chef cherche un équilibre entre ces deux systèmes, entre les besoins des services et ceux du personnel. Il est l'animateur de l'équipe, fait participer son personnel à la planification des projets, l'aide à prendre des décisions, vit avec le groupe et dans le groupe » (Ministère de la santé, 2006: 37)
3) Le style laisser-aller, laisser-faire

C'est une technique de gestion qui facilite et exploite au maximum l'intelligence, l'ingéniosité, l'esprit d'initiative et d'innovation des subordonnés. Dans cette optique, le rôle de leader consiste simplement à fournir les moyens à faciliter la réalisation des idées de ses subalternes. Ces derniers jouissent d'un haut niveau d'autonomie et d'indépendance dans la fixation de leurs objectifs et dans leur réalisation » (Ministère de la santé, 2006 : 38).

---

[2] http://www.Wikipedia.org

Il convient de signaler qu'aucun de ces styles n'est parfait, mais pour atteindre les objectifs escomptés, la productivité et la motivation du personnel, il est aux agents de commandement d'appliquer chaque style conformément (relatif) au contexte et à l'environnement de la situation.

1.8 DEVELOPPEMENT DU PERSONNEL

1.8.1 La rémunération du personnel

La rémunération du personnel constitue des charges importantes pour un organisme ou une institution. Elle est aussi un élément de motivation très déterminant pour le personnel. Aussi devra-t-on dès le départ déterminer clairement qui prendre en charge dans la rémunération ?

En cette matière, il est normal que ce soient les autorités qui engagent. Cela vaut pour tous les régimes. Il est important de fixer l'agent sur la périodicité de la paie ainsi que des éléments constitutifs de la rémunération : s'agira-t-il d'un paiement journalier ou hebdomadaire ou mensuel ? Les éléments constitutifs de salaires sont règlementés par les différents régimes auxquels sont soumis les agents.

Il existe aussi des dispositions relatives au Salaire minimum Interprofessionnel Garanti (SMIG) en RDC ; l'Arrêté ministériel n 12/CABMIN/TPS/AR/KF/059/02 du 27 septembre 2002 déterminant les mesures d'exécution du décret n° 080/2002 du 2002 portant fixation du salaire minimum interprofessionnel garanti des allocations familiales minima et de la contre-valeur du logement »

Faut-il l'appliquer comme tel ou se situer au-dessus de cette disposition ? Souvent il va falloir aller au-delà de cette disposition pour obtenir un bon rendement.

Mais de toutes les façons, en ce qui concerne le personnel de santé, il faut aussi tenir compte de rôle et des responsabilités de chaque catégorie des professionnels de santé et fixer la rémunération en conséquence. De plus en plus maintenant, il se pose la question de la monnaie de paiement compte tenu de l'inflation et de la dépréciation de la monnaie locale. La solution prudente serait de fixer la rémunération en monnaie forte (devise) convertie en francs congolais au taux du jour » (Ministère de la santé, 2006 :30).

1.8.2. La Promotion du personnel

Actuellement, les professionnels de santé effectuent une carrière plane, alors que les non professionnels de santé sont soumis à une carrière hiérarchisée. De ce fait, la promotion de ces deux catégories de personnel de santé doit être différente.

Pour les professionnels de santé, la promotion à l'échelon supérieur est quasi réservée à une seule catégorie, celle des médecins. Comme évoqué précédemment, les échelons supérieurs dans le système de santé en RDC, ne sont jamais accessibles aux infirmiers. Il s'avère possible que notre pays est resté le seul au monde a avoir les appellations de médecin directeur, médecin chef de zone... au lieu de directeur de l'hôpital, directeur de zone de santé, afin de rendre les postes purement administratifs et favoriser une méritocratie car les hôpitaux sont des entreprises des soins pouvant être dirigées par d'autres personnes en ayant les compétences.

Dans l'influence de mauvaise relation, plusieurs autres facteurs y sont impliqués :

Quant aux facteurs externes, nous nous intéresserons au cadre législatif, relatif aux lois, codes déontologiques et autres conventions syndicales mais qui influencent l'organisation du travail et le rapport entre les professionnels.

1.8.2.1 La loi cadre de santé publique

Jusqu' à aujourd'hui le système de santé de la RDC est régi par le décret loi de 1952 relatif à l'exercice de l'art de guérir, ne contient aucun article parlant de relation entre les professionnels de santé. Il est à signalé que par rapport au contexte actuel cette loi est déjà obsolète.

Cette même loi régissait la Santé Publique en RDC, au Rwanda et au Burundi. Par contre, ces deux derniers ont connu une évolution par rapport au contexte actuel, pour améliorer leur système et politique et santé. Au Burundi par exemple les médecins généralistes, sortant des facultés de médecine sont des cliniciens et n'assument jamais les tâches d'encadrement administratif des services de santé, car ils n'y sont pas préparés (PNDS BURUNDI 2006-2010 : 25).

Au Rwanda, selon le document de la politique de décentralisation, dans son chapitre des normes minimales en ressources humaines, le ministère de santé a fixé des normes administratives suivantes :

- L'Inspection Provinciale Médicale est dirigée par un Directeurs provincial (A_0 en médecine, soit en santé publique, soit en sciences sociales) et les autres programmes de santé sont coordonnés par des A_0 en santé publique.

- La Z.S. (D.S) est dirigée par un coordonnateur (médecin A_0 ou A_0 en santé publique).

- Le BCZ est dirigé par un A_0 en santé publique ou un médecin ayant une maîtrise en santé publique.

- L'HGR est dirigé par gestionnaire des hôpitaux, A_0 ou un médecin.

Ces faits montrent une équité parmi les catégories ayant les mêmes niveaux académiques, ce qui renforcerait les relations interprofessionnelles.

En RDC, certaines avancées en matière d'administration seraient connues à partir du projet de la loi cadre portant sur la santé publique de juillet 2001. Dans ses articles 33 et 34, il a été stipulé que :

- Les établissements de soins sont dirigés ou supervisés par des médecins et/ou par les professionnels de santé qualifiés dans la mission de l'établissement de soins de santé, requis par son organigramme et ayant la formation requise en management.

- La gestion des structures de santé est confiée aux professionnels de santé justifiant des compétences requises en matière de gestion et de management des institutions de santé soit par les études spécialisées agrées par l'expérience avérée.

Malheureusement, jusqu'à aujourd'hui cette loi n'a jamais été promulguée et certains de ses articles ont été modifiés dans la version d'Août et de septembre 2010. Cette modification est la conséquence de la mauvaise représentation des autres acteurs de santé et de la mauvaise communication entre l'ordre des médecins et ses délégués.

1.8.3. La Formation continue

La loi n° 015/2002 du 16/ octobre 2002 portant code du travail, à son titre II parlant de la formation et du perfectionnement professionnel, en son chapitre I stipule :

L'article8 : Tout employeur public ou privé a l'obligation d'assurer la formation, le perfectionnement, ou l'adaptation professionnelle des travailleurs qu'il emploie (code du travail : 2002 :10).

La plupart de temps, il n'existe pas un programme de formation à l'intention de personnels de santé, alors que celle-ci incombe conformément aux dispositions de la loi en matière de formation professionnelle à l'institution.

La formation dont il est question, est une formation en cours d'emploi qui comprend le recyclage (actions de formation permettant aux agents d'actualiser les connaissances apprises mais qu'au fil de temps se sont émoussées) et le perfectionnement (acquisition de nouvelles connaissances, des connaissances supplémentaires pour remplir avec plus d'efficacité des fonctions. Il faut pour tout programme de formation des personnels de santé : l'analyse des besoins en formation, une bonne formulation des objectifs éducationnels, un contenu en rapport avec les objectifs, des méthodes et techniques pertinentes d'enseignement et d'apprentissage ainsi que les instruments d'évaluation fiables. Les avantages rattachés à la formation doivent aussi préoccuper les différentes structures du service ainsi que le suivi de formation. (Ministère de la santé, 2006 : 31)

La formation est un support indispensable à la mise en œuvre d'une participation. Il est donc important de se poser des questions sur le but de l'éducation.

S'agit-il de place à occuper dans une hiérarchie sociale, ou de formation à acquérir pour savoir mieux satisfaire nos besoins ? Prépare-t-on les hommes à une société de production ou une société humaniste ? Ces questions sont d'autant plus importantes que l'homme et l'organisation de demain auront à faire face à des problèmes extrêmement graves telle la surpopulation, le déséquilibre écologique, la population, la rareté des ressources, la surproduction, le gaspillage, la cybernétique, le chômage, la société des loisirs, l'informatique … Tous ces facteurs devraient être envisagés dans une mentalité participative.

La philosophie profonde de la formation devrait reposer sur les objets essentiels de l'homme :

- Le SAVOIR : Transmettre et acquérir des connaissances théoriques ou intellectuelles, dans plusieurs domaines de culture générale, nécessaire à toutes les disciplines et à toutes les activités dans un secteur spécialisé de la connaissance,
- Le SAVOIR-FAIRE : Développer et améliorer des aptitudes intellectuelles techniques, ainsi que l'expérience pratique rendant possible l'emploi optimal d'un certain nombre de capacité permettant d'acquérir une maîtrise suffisante et un contrôle relatif de la réalité dans un secteur de l'action.
- Le SAVOIR ETRE : Rechercher au sein de la collaboration éducative, la conquête par chacun d'une plus grande autonomie, tant dans le développement de sa personne, de ses aptitudes, de ses capacités, de ces tendances et son affectivité qu'au niveau de ses contacts avec autrui et son intégration dans le cadre de la société à laquelle elle appartient (P. Simon et R.Larose, 1975 : 122).

- Le SAVOIR-DEVENIR : Préparer à l'avenir et développer une disponibilité au changement où le passé n'est plus caution de l'avenir, exercer l'intellect, les réflexes et les habitudes afin d'aider l'affectivité et la personnalité à mûrir.
- Le SAVOIR – DIRIGER : Développer le leadership individuel par la recherche, l'apprentissage et la mise en pratique d'une démocratie Vécue. Susciter les motivations personnelles et humaines pour obtenir un résultat d'emblée.

D'une façon générale, la formation continue doit répondre aux motivations ou besoins propre des individus. L'expression de ces motivations en groupe, qui permet des adaptations du programme aux besoins des participants, est l'une des phases importantes de l'action de formation. Le développement de l'autonomie est indispensable à la participation ; le groupe doit être libre de modifier ses objectifs afin de permettre un véritable développement de la personnalité. (P. Simon et R. Larose, 1975 :122).

1.8.4 La Participation Responsable

« La diminution de la motivation du personnel est un phénomène qui s'accentue dans les entreprises hospitalières. Dans certaines entreprises commerciales, les dirigeants cherchent à introduire une philosophie et des pratiques de gestion qui accorderaient à leur personnel plus d'autonomie au travail. Ceci accroît son degré d'implication dans la fixation et la réalisation des objectifs de l'organisation, en faisant recours au style de la "Direction participative par objectif". La pratique dans nos hôpitaux à tendance à inhiber les initiatives surtout chez les infirmiers à cause du concept ordre médical, bien que les tâches soient bien définies pour chacune des catégories.

Un postulat de base de la direction participative par objectifs réside dans la possibilité de concilier la poursuite d'objectifs personnels avec ceux de l'organisation qui l'emploie.

En effet, en s'engageant dans la réalisation des objectifs de son poste, le gestionnaire exige en retour la possibilité de satisfaire des objectifs personnels qui découlent des besoins ou des attentes qu'il désigne satisfaire dans son emploi. La direction Participative par objectifs (DPO) véhicule donc une conception du management qui répond aux exigences d'efficacité et de rentabilité de l'entreprise, de même qui aux besoins et aspirations personnels des membres qui la composent. Cependant, pour allier ces objectifs individuels à ceux de l'organisation, la direction doit épouser une philosophie de gestion qui reconnaît aux individus une capacité d'initiative, une capacité de prendre des responsabilités et une capacité de s'autocontrôler » (J. louis et al, 1976 : 124-126).

Selon P. Bercot, cité par P. Simon, notre société a produit des chefs-d'œuvre d'organisation aliénante. La grande erreur est l'abus d'autorité au nom du bien commun. Seule une participation responsable à la direction peut corriger cette erreur par la recherche de modes d'organisation minimisant l'emploi de l'autorité, orientant et coordonnant par l'incitation et, laissant plus de place à l'initiative et à la responsabilité individuelles.

Trois grandes préoccupations justifient les aspirations à la participation :

1) Une préoccupation morale et intellectuelle tendant à favoriser l'épanouissement personnel à travers une meilleure intégration de l'homme à l'entreprise.

Cette intégration doit parvenir à atténuer, voire supprimer le sentiment d'aliénation des travailleurs et faire du travail un facteur d'enrichissement pour l'homme.

2) Une préoccupation économique, selon laquelle la productivité d'un individu croît en proportion de l'intérêt qu'il prend à sa tâche.
3) Une préoccupation socio- politique visant à reconnaître aux salariés de l'entreprise un droit sur la gestion, de même nature que celui reconnu aux apports des capitaux (P. Simon et R. La rose ; 1975 :109)

Dans les hôpitaux, la direction est toujours tenue par les médecins qui ont le privilège de rendre compte (sommaire) à des assemblées, dont d'ailleurs le contrôle effectif est illusoire. Ils jouissent d'une large autonomie et exercent une énorme influence grâce aux responsabilités qu'ils sont seuls à déterminer. (André, 1977 :111). Et le pouvoir public leur délègue une formidable autorité administrative, juridique et financière manifesté par les décrets, surtout leur statut.

On distingue généralement trois niveaux de participation :

1) La participation pécuniaire : qui est la forme de participation la plus connue ; elle intéresse les salariés aux richesses créées par l'entreprise. Le principal avantage de cette participation est de donner une occasion officielle d'informer les salariés des facteurs déterminant les résultats de l'entreprise.

Il est nécessaire que cette forme de participation soit adaptée à l'entreprise, que la rémunération (prime) soit un véritable supplément et non une « gratification » assimilée au salaire. Il est également nécessaire que les règles de cette rémunération soient définies avec précision et comprises par tous les intéressés.

La participation pécuniaire ne peut être considérée comme réelle que dans la mesure où l'on informe le travailleur des décisions prises, tout en tenant compte de son opinion. Il faut que le salarié puisse comprendre et, avec une certaine marque de liberté, déterminer la part qu'il prend dans l'obtention de résultat, cette part étant clairement en relation avec la part du résultat qui lui est attribuée (P. Simon et R. La rose, 1975 :111)

2) La participation sociale : il s'agit ici de l'influence des syndicats de salariés sur les décisions de l'entreprise. Les syndicats constituant l'une de forces majeures dans l'entreprise, il est naturel que l'affrontement joue un rôle prédominant dans cette politique.

Le syndicat est pourtant utile pour mettre à jour des problèmes, libérer des tensions, obligé au progrès ; il a un rôle indispensable à jouer dans la société. Il joue un rôle de plus en plus grand dans le système collectif de participation des travailleurs, tant au niveau des entreprises qu'au niveau des gouvernements.

3) La direction participative qui multiplie le nombre d'hommes ou d'organe prenant part aux décisions.
L'approche participative comme méthode de direction est aussi nécessaire à l'efficacité commerciale (des soins).

Les modalités d'application d'une direction participative sont nombreuses :

A. Le style de direction par objectifs
B. Le style de gestion à la base
C. Le style de gestion par les résultats
D. Le style d'enrichissement des postes
E. Le style de particulier "l'anarchie contrôlé"

La notion de participation implique que l'organisation ne fige dans des structures rigides hiérarchisées et bureaucratiques, mais adopté un système de décision moins centralisé qui puisse s'adapter en permanence à l'évolution technique et sociale (P. Simon et R. Larose, 1975 :112-113).

I.9. LES IDEOLOGIES

« Depuis que l'homme existe, il a toujours aspiré à un monde idéal et utopique où règneront la ***liberté*** et ***l'égalité.*** Par contre, il se situe dans une réalité vécue de tous ces jours où règnent ***la domination*** et ***la différentiation.***

Notre univers est composé avant tout de ressources essentielles à la survie des hommes et, la plupart de ces ressources sont rares ; les individus et les groupes se livrent donc à une lutte sans fin pour accéder à la plus grande part de ces ressources de façon inégale par des groupes définis à l'intérieur d'une stratification sociale, créant ainsi cette domination et cette différence de ces groupes. On trouve des classes dominantes qui partagent une majorité des ressources entre une minorité d'individus et des groupes dominés qui partagent une minorité des ressources entre une majorité d'individus.

Les ressources qui, jusqu'à ce jour, n'ont pas été considérées par les hommes comme rares, n'ont pas été source de domination ou de différentiation et, en face de ces derniers, les hommes sont libres et égaux. Il en est de même pour l'air, l'eau, etc. (si on exclut la pollution), mais disponibles sans limites à chacun d'entre eux.

Dans le système sanitaire de la RDC, les postes moins ou non payant ne sont pas encore source de compétition et de domination. Au cours de notre carrière, il a été observé certaines destitutions non à cause de l'incompétence mais plutôt à cause de l'idéologie dominant-dominé afin d'accéder aux ressources auxquelles nous faisons la course, le pouvoir et l'argent.

Pour justifier la répartition arbitraire des ressources entre les groupes, les dominants insatisfaits, font croire aux dominés par certains textes idéologiques, de leur croyance…leur statut de supériorité. Ces textes traduisent généralement un système d'intérêt définis. Nous allons analyser certains de ces textes, afin d'en dégager les idées générales ». (P. Simon et R. Larose, 1975 : 56)

« L'équité ou la justice, quel que soit le nom qu'on lui donne, manque dans la plupart de nos sociétés. C'est pourtant une vertu essentielle. L'injustice est inscrite dans notre société et au plus profond de nous-mêmes. A en croire, ce monde est divisé entre ceux qui produisent et ceux profitent. » (R. Townsed, 1985 : 95)

1.9.1 Idéologies de Corporation

a) Déontologie médicale

« Au sujet du concept de déontologie, le petit Robert dit que" c'est une théorie des devoirs professionnels". Larousse ajoute que c'est une science qui traite des devoirs à accomplir par exemple la déontologie médicale, qui est par définition l'ensemble des règles qui régissent la conduite du médecin à l'égard de ***ses malades***, de ***ses confrères*** ou de la société. Mais certaines questions se posent en bioéthique à savoir, "comment répondre avec sagesse au défi des nouveaux nés, de l'extraordinaire de transformation humaine qui est la biomédecine "? Le médecin avec son code éthique ne peut seul y répondre ; une approche systémique incluant les infirmiers, les autres professionnels de la santé ; les patients et même le public afin d'éclairer la complexité de la réalité. L'interdisciplinarité devient alors un des caractères fondamentaux de cette démarche. ». (D. Blondeau, 1995 :18)

b) Déontologie infirmière

« Celle- ci prône les valeurs professionnelles et le code déontologique. A tout cela, s'ajoute les rapports avec ***ses collègues*** c.à.d. avec les autres infirmiers et les autres professionnels de santé, plus particulièrement les médecins qui créent, eux aussi, des obligations éthiques additionnelles. Le code du Conseil International des Infirmières (CII), révisé en 1965 et1973, dont les modifications majeures avaient porté sur deux grands aspects majeurs :

- La vertu personnelle de l'infirmière c'est-à-dire son agir professionnel,
- Le rapport (relation) entre ***les infirmières*** et ***les médecins***

Le ***rapport de dépendance*** explicitement énoncé à l'origine cède le pas à des ***rapports de collaboration*** entre les médecins et les infirmiers considérés désormais comme des collègues collaborateurs. Cela illustre bien la nature des changements qui peuvent être apportés à un code de déontologie sans remettre en cause les valeurs fondamentales de la profession, les ajustements tiennent compte, notamment, de l'évolution du savoir de l'infirmière. A ce sujet particulièrement, voici ce que dit le code de l'association des infirmières du Canada, auquel l'Association Nationale des Infirmières du Congo s'inspirent :" Les infirmières collaborent avec leurs collègues de la profession et les autres membres de l' équipe soignante(les médecins) pour favoriser un milieu de soins propice au respect de l'éthique ainsi qu'à la santé et au bien-être des clients et d'autres personnes présentes (entourage). » (D. Blondeau, op.cit : 145-147)

CHAPITRE II

METHODE ET MATERIEL

II.1 DESCRIPTION DU TERRAIN D'ÉTUDE

2.1. Données Physiques

Le District sanitaire de Beni est l'un de 4 districts que compte la Province médicale du Nord-Kivu. Il est limité au Nord et l'Ouest par le District sanitaire de Bunia, à l'Est par l'Ouganda et au Sud par le District sanitaire de Butembo. Sa superficie estimée à 6.283Km², soit environ 10,5% de l'étendue de la province.

Le relief du District sanitaire est accidenté à l'Est; il est traversé du Sud Est au Nord Est par la chaîne de Mitumba et dans sa partie Est par le graben. A l'ouest de la chaîne Mitumba commence la cuvette centrale. L'altitude varie ainsi de 800 m (graben et cuvette centrale) à plus de 2.500 m. Certains sommets atteignent 5.119 m (Pic Marguerite sur le Mont Ruwenzori). Ce relief est ainsi formé des plaines, des plateaux et des chaînes de montagne. Sa latitude 0,48649° Nord, Longitude : 029.45827° Est, Altitude 1.172m.

Le climat

L'hétérogénéité du relief amène une grande variété de climats. La pluviométrie moyenne varie entre 1000 mm et 2000mm. Les précipitations mensuelles les plus faibles sont enregistrées entre janvier et février et entre juillet et août.

Quatre saisons caractérisent le climat du District : deux saisons humides et deux saisons sèches. La première saison humide se situe entre mi-août et mi-janvier et la deuxième va pratiquement de mi-février à mi-juillet. Quant aux deux saisons sèches, elles sont très courtes. La première est observée entre mi-janvier et mi-février et la seconde entre mi-juillet et mi-août.

Les principaux types de végétations du District sont :

Les savanes dominantes dans les plaines alluviales de la Semliki.

Les forêts ombrophiles de montagnes : sont observées essentiellement dans les massifs de Ruwenzori et Virunga. Ces forêts sont hétérogènes.

La forêt équatoriale s'observe à l'Ouest et au Nord du District de Beni.

Le District sanitaire est couvert par le parc de Virunga dans sa partie orientale précisément la station de MUTSORA.

L'hydrographie du District est dominée par l'existence du lac Edouard, de la rivière Semliki à l'Est, de la Talihya Nord, de la Biena à l'Ouest.

2.2. ORGANISATION ADMINISTRATIVE

Le District sanitaire de Beni comprend 8 ZS dont 5 opérationnelles, Beni, Mutwanga, Oïcha, Vuhovi et Kyondo et 3 à ouvrir. Il s'agit de Mabalako, Kamango et Kalunguta. Il dépend hiérarchiquement de la Division Provinciale de Santé, du Ministère Provinciale de la Santé, Affaires Sociales, Genre et Droits humains et du Ministère National de la Santé.

2.3. SITUATION SOCIO ECONOMIQUE

La population du District sanitaire de Beni vit essentiellement de la culture vivrière (banane, riz, haricot, manioc, pomme de terre, maïs, sorgho, patates douces) et une minorité pratique la culture industrielle (cacao, café, arachides, papayer et palmier à huile), l'élevage de bovin et de petit bétail. Le petit commerce est pratiqué par la plupart de la population urbaine dans les zones de santé de Beni, Oïcha, Mutwanga et de la pêche artisanale autour du Lac Edouard. Des usines de traitement de café et de bois sont opérationnelles dans la ville de Beni, une boulangerie à Oïcha et des savonneries. Toutes ces usines utilisent la main d'œuvre locale ainsi que quelques expatriés.

A noter, enfin, que la Province du Nord-Kivu est confrontée à des conflits armés, (ADF/NALU, le trac des FDLR) de manière quasi récurrente depuis les années 90 avec comme conséquence les déplacements des populations : déplacés de l'Ituri vers la ZSR de Oïcha, déplacés du Sud de Lubero, etc.

Cette situation, dans un contexte de crises alimentaire, financière et économique mondiale a certainement accentué le niveau de pauvreté des populations, dont les estimations faites situaient le revenu moyen à moins de 1$ Usd/habitant/jour.[3]

[3] EDS, 2007.

2.4. COMPORTEMENTS ET COUTUMES DES POPULATIONS

Les comportements et coutumes sont globalement assez diversifiés ; L'on peut néanmoins relever un certain nombre de traits dominants en lien avec la santé :

Le régime patrimonial patriarcat, qui insiste sur la place du père en tant que chef de famille et dont la place est prépondérante dans la prise de décision relative à la régulation de naissances ;

Le nombre élevé des enfants considéré comme une richesse, surtout en milieu rural : une contrainte non négligeable à la réussite des programmes visant la régulation de naissances ;

Les croyances religieuses, globalement chrétiennes coexistent avec des croyances au pouvoir des anciens, des personnes plus âgées ; il s'agit donc ici d'une catégorie de personnes à prendre en compte pour véhiculer dans les communautés certains messages importants relevant de la santé des populations ;

L'alimentation, en plus des produits maraîchers et les produits du petit élevage et d'élevage des bovins, dominée par la consommation du manioc, dont les effets à long terme sur la santé des personnes et de leur progéniture préoccupent encore peu les décideurs et professionnels de santé ;

La famille demeure le socle de la cohésion et de la construction de la société ; cette conception, bien que de plus en plus bâillonnée en milieu urbain, demeure encore assez forte en milieu rural.

Le recours à la médecine traditionnelle en cas de maladie se développe progressivement.

2.5. CARACTERISTIQUES DEMOGRAPHIQUES

La population totale du District est estimée à 3141407 pour l'an 2011. Avec une superficie de 6.283 km², la densité est de 183 habitants au Km². Cette population est majoritairement constituée de la communauté Nande. Aussi des communautés d'importance démographique beaucoup plus réduite sont notées à savoir les MBUBA, les BA- TALINGA, les BILA, les BAPAKOMBE et les MBUTE.

2.6. MOYEN DE COMMUNICATION

Le district sanitaire de Beni est traversé par la Nationale N° 4. A part celle-ci les différents réseaux de télécommunication y sont fonctionnels. L'aéroport national de MAVIVI est distant de 14km au nord du bureau du District Sanitaire.

II.2 TYPE, PERIODE ET DUREE D'ETUDE

Nous avons mené une étude évaluative. Notre étude s'est étalée à la période du10 septembre 2011 au 10 novembre 2011, soit 60 jours.

II.3 POPULATION D'ETUDE

Notre population était composée de 51 médecins et de 410 infirmiers, travaillant dans 4 hôpitaux généraux de référence dont une clinique assimilée aux HGR et 24 centres de santé de référence dans les zones de santé suivantes : Beni composée de 13 structures, Mutwanga composée de 7 structures et Oïcha composée de 6 structures répondante à nos critères.

II.4. TECHNIQUE D'ÉCHANTILLONNAGE ET ÉCHANTILLON

II .4.1 Echantillon

Notre échantillon est constitué de 15 médecins et de 123 infirmiers de différents niveaux d'études, choisit d'une façon occasionnelle. Pour obtenir notre échantillon dans chaque structure, nous nous étions contentés du nombre présent au service, le jour de notre recherche, d'où nous avons tiré 30% de chaque catégorie soit 15 médecins et 123 infirmiers.

II.4.2 variables d'études

Les variables étudiées étaient les suivantes :

A) Variable indépendante :

Relation

B) Variable dépendante :

Collaboration

- Considération interpersonnelle ;
- Définition d'un travail en équipe ;
- Causes de mauvaise relation ;
- Existence de temps pour les partages scientifiques ;
- Circonstance d'échanges ;
- Existence de temps de réunion ;
- Existence de communication ;

- Réception de prime pour les actes ordinaires ;
- Suggestion pour les bonnes relations.

II.4.3. Technique de collecte des données

Pour rassembler les données de notre étude, nous avons recouru à la technique d'interview.

II.4.4 Critères d'appréciation des variables et traitement des données des données

A) Appréciation des variables

Si la mesure de risque est < à 1, alors le facteur est dit" protecteur" et quand l'IC ne comprend pas 1, implique que la mesure d'association entre le facteur de risque et le problème étudié est statiquement significative.

B) Traitement des données

Nous avons procédé au codage et encodage manuel afin de transformer les réponses des enquêtés en variables numériques. Ensuite, nous avons procédé au tri à plat sur le logiciel Excel dont chaque ligne était une unité statistique et chaque colonne une variable. La validité des données, nous a permis de rectifier les erreurs de codage et d'encodage.

Mais, pour traiter nos données, nous avons utilisé le logiciel SPSS 14.0 afin de croiser les données, l'épi info 7 du 29 février 2012 pour calculer l'ODDS RATIO et l'Indice de Confiance ($IC_{95\%}$) pour déterminer la significativité. Le calcul de pourcentage, nous a aidés à la transformation et interprétation de nos résultats, le chi-carré, à comparer les fréquences observées aux fréquences théoriques et l'ODDS RATIO (OR), à relever les facteurs. En voici les formules :

$$\% = \frac{fréquence}{effectif} \times 100$$

$$\chi^2 = \frac{(fréquence\ observée\ (fo) - fréquence\ théorique\ (ft))2}{Fréquence\ théorique} \quad \text{ou} \quad \frac{(fo-ft)^2}{ft}$$

$$OR = \frac{ad}{bc}$$

$IC_{95\%}$ de Ln par IC= Ln

OR ± 1,96 x S[4]

[4] CT ANGAIKA B., Cours de Bio statistique.

II.5. METHODE

Pour réaliser ce travail, nous avons utilisé transversale qui consiste à étudier ou à analyser un phénomène à un moment donné.

II.6. DIFFICULTES RENCONTREES

Au cours de notre recherche, nous nous sommes heurtés contre certaines difficultés :

- La non accessibilité à la liste nominale du personnel du district sanitaire de Beni, qui nous a empêchés de procéder à l'échantillonnage par pondération.
- La non disponibilité des enquêtés due à l'horaire rotatif, qui nous a poussé à l'échantillonnage occasionnel ;
- Le refus des certains enquêtés de répondre à notre questionnaire, qui directement étaient remplacés.

II.7. CRITÈRES DE SÉLECTION

II.7.1 Critères d'inclusion

Pour avoir la chance d'être sélectionné, il suffisait d'être professionnel de santé avec une qualification requise (médecin ou infirmier A_0, A_1, A_2, A_3 travaillant dans une des structures de District Sanitaire de Beni ayant un statut d'un hôpital ou d'un centre de santé de référence, toute structure de cette entité ayant au moins un médecin.

II.7.2. Critères d'exclusion

Ont été exclus, tous les professionnels et les non professionnels de santé ne remplissant pas les conditions susmentionnées ou encore appartenant à une structure dite non intégrée, bien qu'existant dans notre rayon de recherche.

CHAPITRE III

RESULTATS

Tableau I. Repartition des frequences de l'etat des relations selon les zones de sante

Variables	Modalités	Effectif	mauvaise relation	%	χ^2	ddl	*P*	OR	IC < lim	95% >lim
	Beni	56	5	8,9				0,52	0,17	1,55
Zone de Santé	Oïcha	74	12	16,2				1,87	0,66	5,31
	Mutwanga	8	1	12,5				0,95	0,1	8,20
	Total	**138**	**18**	**13,0**	**1,5**	**2**	**0,47**			

Ce tableau I nous montre que 13% du personnel enquêté (les médecins et les infirmiers) n'est pas en bonne relation, dans les zones de santé d'OÏCHA, de MUTWANGA et de BENI. Les proportions d'infirmiers en mauvaise relation avec les médecins dans les 3Zones de Santé ne sont pas significativement différentes.

Tableau II. Etat de relation selo n le niveau d'etude et les options suivies

Variables	Modalités	Effectif	mauvaise relation	%	χ^2	ddl	*P*	OR	I C <lim	95% >lim
	Docteur en médecine	15	0	0,0				0,00	0,00	Indéf.
Niveau d'étude	Infirmier licencié	5	3	60,0				11,80	1,82	76,42
	Infirmier gradué	60	6	10,0				0,61	0,21	1,73
	Infirmier diplômé de cycle long	44	7	15,9				1,42	0,51	3,97
	Infirmier diplômé de Cycle court	11	1	9,1				0,64	0,07	5,38
	Neutre	3	1	33,3				3,47	0,29	40,37
	Total	**138**	**18**	**13,0**	**14,0**	**5**	**0,01**			
Options	Médecine générale	15	0	0,0				0,00	Indéf.	Indéf.

Santé publique	2	1	50,0				7,00	0,42	117,21
Santé communautaire	14	3	21,4				1,98	0,49	7,93
Enseignement et administration en soins infirmiers	6	0	0,0				0,00	0,00	Indéf.
Accoucheuse	14	3	21,4				1,98	0,49	7,92
Hospitalière	67	6	9,0				0,48	0,17	1,37
Anesthésie	2	1	50,0				7,00	0,42	117,21
Laboratoire	5	0	0,0				0,00	Indéf.	Indéf.
Dentisterie	1	1	100,0				0,00	Indéf.	Indéf.
Pédiatrie	1	0	0,0				0,00	Indéf.	Indéf.
Neutre	11	3	20,0				2,80	0,67	11,72
Total	**138**	**18**	**13,0**	**25,2**	**10**	**0,01**			

Les infirmiers licenciés ont significativement 11,80 fois plus les mauvaises relations avec les médecins par rapport aux autres catégories d'infirmiers.

Tableau III. Etat de relation selon les tranches d'âges et les sexes

								I C	**95%**
Modalités	**Effectif**	**mauvaise relation**	**%**	χ^2	**ddl**	***P***	**OR**	**<lim**	**>lim**
Age									
20-24	11	2	18,1				0,29	0,06	1,33
25-29	18	2	11,1				0,81	0,17	3,87
30-34	33	3	9,1				0,60	0,16	2,21
35-39	17	2	11,7				0,88	0,18	4,19
40-44	24	4	16,6				1,25	0,38	4,13
45-49	5	3	0,6				11,8	1,82	76,42
50-54	1	1	100,0				Indéf.	Indéf.	Indéf.
55-59	2	1	50,0				7,00	0,41	117,21
Total	**138**	**18**	**13,0**	**7,9**	**7**	**0,34**			
Sexe									
Masculin	78	11	14,1				1,24	0,45	3,43
Féminin	56	6	10,7				0,70	0,24	1,99
Neutre	4	1	25,0				2,29	0,22	23,33
Total	**138**	**18**	**13,0**	**0,8**	**2**	**0,65**			

Le tableau III montre que les infirmiers de la tranche de 45-49 ont une 11,8 fois plus de risque d'avoir des mauvaises relations par rapport aux infirmiers d'autres tranches d'âge.

Tableau IV. Etat des relations selon la considération des médecins et la definition de relation

Modalités	Effectif	mauvaise relation	%	χ^2	ddl	p	OR	<lim	>lim
Considération interpersonnelle									
Autorité	48	3	6,3				0,33	0,09	1,21
Collaborateur	60	8	13,3				1,04	0,38	2,83
Soignant	19	4	21,1				2,00	0,58	6,88
Neutre	11	3	27,3				2,80	0,66	11,73
Total	**138**	**18**	**13,0**	**5,0**	**3**	**0,17**			
définition de relation									
Collaboration	87	11	12,6				0,37	0,16	0,87
Subordination	25	5	20,0				1,92	0,61	5 ,99
Un traitant	4	0	0,0				0,00	Indéf.	Indéf.
Neutre	22	2	9,1				0,62	0,13	2,93
Total	**138**	**18**	**13,0**	**2,0**	**3**	**0,57**			

Ce tableau IV nous montre que la considération interpersonnelle et la définition des relations n'influencent pas les relations entre infirmiers et médecins. Les proportions des mauvaises relations ne sont pas significativement différentes. Par contre, le fait de définir la relation comme une collaboration est un facteur protecteur (OR 0,37).

Tableau V. Association des relations avec la définition du travail en équipe et leurs causes

Variable	Modalités	Effectif	mauvaise relation	%	χ^2	ddl	P	OR	IC 95% <lim	>lim
Définition du travail en équipe	Collaboration	110	17	15,5				4,93	0,63	38,79
	Travailler avec assurance et sécurité	13	0	0,0				0,00	Indéf.	Indéf.
	Travailler en tenant compte des compétences des autres	12	1	8,3				0,58	0,07	4,80
	Neutres	3	0	0,0				0,00	Indéf.	Indéf.
	Total	**138**	**18**	**13,0**	**3,2**	**3**	**0,36**			
Causes de mauvaise	Complexe de supériorité des	10	10	100,0				indéf	-	-

relation	médecins									
	Orgueil des médecins	6	6	100,0				indéf	-	-
	Répartition inéquitable du salaire	1	1	100,0				indéf	-	-
	Question à ne pas répondre	120	0	0,0				indéf	-	-
	Neutre	1	1	100,0				indéf	-	-
	Total	**138**	**18**	**13,0**	**138,0**	**4**	**0,00**			

Les mauvaises relations entre médecins et infirmiers ne sont pas associées à la définition du travail en équipe. Ce tableau V, nous montre aussi que le complexe de supériorité, l'orgueil des médecins et la mauvaise répartition de salaire sont des causes les plus citées comme facteurs de mauvaise relation dans les structures de santé.

Tableau VI. Influence de l'existence et circonstance de partage scientifique sur les relations

Modalités	Effectif	mauvaise relation	%	χ^2	ddl	*P*	IC OR	95% <lim	>lim
a) existence de temps pour le partage scientifique									
Quelquefois	97	16	16,5				3,85	0,84	17,59
Jamais	3	2	66,7				14,87	1,27	173,51
Toujours	35	0	0,0					indéf.	Indéf.
Neutre	3	0	0,0					indéf.	Indéf.
Total	**138**	**18**	**13,0**	**14,3**	**3**	**0,00**			
a) circonstance									
Réunion et rapport matinal	24	4	16,7				1,43	0,43	4,79
Pendant les exposés	16	1	6,3				0,41	0,05	3,32
Pendant le tour des salles	22	3	13,6				1,06	0,28	4,03
pendant les consultations	23	4	17,4				1,33	0,40	4,41
Pendant les interventions chirurgicales	3	1	33,3				3,47	0,29	40,36
Rapport matinal et exposé	9	0	0,0				0,00	Indéf.	Indéf.
Pendant les tours des salles et interventions chirurgicales	7	1	14,3				1,11	0,13	9,86
Pendant le rapport matinal et tours des salles	8	0	0,0				0,00	indéf.	-

Pendant les réunions matinales, tours des salles et exposé	3	0	0,0				0,00		-
Pendant les exposés et les tours des salles	2	1	50,0				7,00	0,41	117,21
Dans toutes les circonstances	3	0	0,0					indéf.	Indéf.
Pendant le rapport matinal et intervention chirurgicale	1	0	0,0				0,00		Indéf.
Question à ne pas répondre	2	2	100,0					Indéf.	Indéf.
Neutre	15	1	6,7				0,44	0,05	3,60
Total	**138**	**18**	**13,0**	**22,3**	**13**	**0,05**			

De ce tableau VI, nous voyons que le temps de partage scientifique n'existe jamais dans les hôpitaux. Ceux qui déclarent n'avoir jamais le temps de partage scientifique avec les médecins courent 14,87fois le risque de mauvaise relation.

Tableau VII. Influence de l'existence de temps de réunion et participation aux réunions de prise de décisions sur l'état des relations

Variables	Modalités	Effectif	mauvaise relation	%	χ^2	ddl	p	OR	IC 95% <lim	>lim
Existence de temps de réunion	Oui	119	16	13,4				1,32	0,28	6,26
	Non	15	2	13,3				1,02	0,21	4,98
	Total	**138**	**18**	**13,0**	**0,6**	**1**	**0,73**			
Participation Aux réunions	Jamais	19	4	21,1				1,75	0,52	5,94
	Quelquefois	51	6	11,8				0,83	0,29	2,37
	Toujours	63	8	12,7				0,79	0,30	2,06
	Question à ne pas répondre	1	0	0,0				0,00	Indéf.	-
	Neutre	4	0	0,0				0,00	Indéf.	-
	Total	**138**	**18**	**13,0**	**1,9**	**4**	**0,75**			
Causes de non respect de l'organigramme	À cause de manque de communication	4	2	50,0				7,37	0,97	56,06
	À cause des exigences de l'église	3	1	33,3				3,47	0,27	40,36
	À cause de l'autoritarisme des	4	1	25,0				2,29	0,23	23,33

	médecins									
	Question à ne pas répondre	112	14	12,5				0,79	0,24	2,61
	Neutre	15	0	0,0				0,00	Indéf.	-
	Total	**138**	**18**	**13,0**	**8,7**	**4**	**0,06**			
Existence de communication	Oui	132	14	10,6				0,05	0,01	0,35
	Non	5	4	80,0				34,00	3,54	325,90
	Neutre	1	0	0,0				0,00	Indéf.	Indéf.
	Total	**138**	**18**	**13,0**	**20,6**	**2**	**0,00**			

Ce tableau VII, nous montre que l'existence de temps de réunion et même le fait d'y participer sont loin d'être facteurs associés aux mauvaises relations entre médecins et infirmiers. Par contre ceux qui ont déclaré n'avoir pas des bonnes communications courent 34 fois le risque des mauvaises relations. Cependant, l'existence de la communication entre médecins et infirmiers les protègent contre les mauvaises relations (OR 0,05).

Tableau VIII. Influence des primes sur l'etat des relations

									IC	**95%**
Variables	**Modalités**	**Effectif**	**mauvaise relation**	**%**	**χ^2**	**ddl**	**p**	**OR**	**<lim**	**>lim**
Réception de prime pour actes ordinaires	Jamais	77	14	18,2				3,16	0,98	10,18
	Quelquefois	19	1	5,3				0,33	0,04	2,66
	Toujours	32	3	9,4				0,62	0,16	2,32
	Neutre	10	0	0,0				0,00	Indéf.	Indéf.
	Total	**138**	**18**	**13,0**	**4,7**	**3**	**0,19**			
Réception de rémunération	Oui	100	13	13,0				0,98	0,33	2,98
	Non	22	5	22,7				2,33	0,74	7,37
	Vide	16	0	0,0				0,00	Indéf.	Indéf.
	Total	**138**	**18**	**13,0**	**4,2**	**2**	**0,12**			
Perception Sur les Primes	Les médecins	34	11	32,4				6,63	2,31	18,95
	médecins et infirmiers de la Salle d'opération	14	1	7,1				0,48	0,05	3,94
	Les non engagés	1	0	0,0				0,00	Indéf.	Indéf.
	Les médecins et les administratifs	1	1	100,0				Indéf.	Indéf.	Indéf.
	Tout le monde	13	1	7,7				0,53	0,06	4,33

L'Infirmier Titulaire et le Directeur de Nursing	3	1	33,3				3,47	0,29	40,36
Les médecins et l'infirmier titulaire	4	0	0,0				0,00	Indéf.	Indéf.
Le personnel sous statut	3	0	0,0				0,00	Indéf.	Indéf.
Question à ne pas répondre	40	2	5,0				0,27	0,06	1,23
Neutre	25	1	4,0				0,23	0,01	1,86
Total	**138**	**18**	**13,0**	**25,0**	**9**	**0,00**			

De ce tableau VIII, il ressort que le fait de penser que ce sont des médecins qui reçoivent toujours les primes augmente de 6,63 fois le risque des mauvaises relations.

Tableau IX. Langue et contexte de communication

Variables		Eff.	mauvaise relation	%	χ^2	ddl	p	OR	IC <lim	95% >lim
Langue et contexte de communication	**a) langue**									
	Français,	79	10	12,7				0,92	0,34	2,51
	Swahili	3	0	0,0				0,00	Indéf.	Indéf.
	Français et swahili	45	8	17,8				1,79	0,65	4,91
	français, swahili et kinande	5	0	0,0				0,00	Indéf.	Indéf.
	Français, swahili et lingala	3	0	0,0				0,00	Indéf.	Indéf.
	Français, anglais et swahili	2	0	0,0				0,00	Indéf.	Indéf.
	Neutre	1	0	0,0				0,00	Indéf.	Indéf.
	Total	**138**	**18**	**13,0**	**3,0**	**6**	**0,80**			
	b) contexte									
	Quand le médecin vous donne des injonctions	17	7	41,2				7,00	2,22	22,05
	Quand le médecin/infirmier veut vous demander votre opinion	20	3	15,0				1,21	0,32	4,63
	quand vous voulez prendre une décision	45	5	11,1				0,77	0,26	2,31

unanime									
Quand le médecin/vous donne de injonctions et le médecin/infirmier de mande votre opinion	6	0	0,0				0,00	Indéf.	Indéf.
quand le médecin/infirmier veut vous demander votre opinion et Quand on veut prendre une décision unanime	17	0	0,0				0,00	Indéf.	Indéf.
Quand le médecin vous donne des injonctions, quand il demande votre opinion, quand vous voulez prendre une décision unanime	6	2	33,3				3,62	0,61	21,41
Neutre	27	1	3,7				3,21	0,02	1,67
Total	**138**	**18**	**13,0**	**19,8**	**6**	**0,00**			

Les langues de communication utilisées dans les structures de santé, ne sont pas associées à l'état de relation entre médecins et infirmiers. Tandis que cette forme de communication entre médecins et infirmiers de plus souvent caractérisée par des injonctions augmente 7fois le risque de mauvaise relation.

Tableau X. Influence de l'attitude de médecins sur l'état des relations

									IC	95%
Variables	**Modalités**	**Eff.**	**mauvaise relation**	**%**	**χ^2**	**ddl**	***p***	**OR**	**<lim**	**>lim**
Attitude de médecins	Écoute et patience	86	4	4,7				0,12	0,04	0,37
	Dictature	13	4	30,8				3,02	0,85	11,19
	Mépris	10	4	40,0				4,75	1,20	18,67
	Frustration	1	0	0,0				0,00	Indéf.	Indéf.
	Question à ne pas répondre	3	0	0,0				0,00	Indéf.	Indéf.
	Neutre	25	6	24,0				2,66	0,88	7,95
	Total	**138**	**18**	**13,0**	**18,6**	**5**	**0,00**			
Causes de manque de communi Cation	Dictature des médecins	1	1	100,0				0,00	Indéf.	Indéf.
	Égoïsme des médecins	3	2	66,7				14,87	1,27	173,51
	Conflits	2	1	50,0				7,00	0,16	274,85

	Question à ne pas répondre	129	14	10,9				0,15	0,03	0,63
	Neutre	3	0	0,0				0,00	Indéf.	Indéf.
	Total	**138**	**18**	**13,0**	**17,7**	**4**	**0,00**			
Suggestions Pour les bonnes relations	Travailler en équipe et en Collaboration	23	2	8,7				0,59	0,13	2,75
	Respect mutuel	82	13	15,9				1,92	0,64	5,73
	Formations continues multidisciplinaires	12	2	16,7				1,37	0,27	6,85
	Bonne gestion des conflits	2	0	0,0				0,00	Indéf.	Indéf.
	Neutre	19	1	5,3				0,33	0,04	2,66
	Total	**138**	**18**	**13,0**	**2,4**	**4**	**0,66**			

Au tableau X, nous voyons que mépris des médecins envers les infirmiers handicapent fort les relations communication dans les hôpitaux. Par contre, l'écoute et la patience sont des facteurs protecteurs contre les mauvaises relations entre médecins et infirmiers. La différence statistique est significative. Aussi, l'attitude égoïste des médecins est un facteur qui augmente 14, 87 fois les risques de mauvaises relations. Néanmoins, les effectifs concernant ce facteur sont très faibles.

CHAPITRE IV

DISCUSSION

La qualité des relations professionnelles est une condition essentielle du bon déroulement des activités de l'hôpital. L'histoire sociale des hôpitaux montre que dans ces milieux règnent les mauvaise relations. (Jean Abbad, 20011 :39). Selon Jacques Salomé, la prise en compte d'une amélioration possible des relations interprofessionnelles pourrait s'appuyer sur l'intégration d'un meilleur savoir-être, d'un savoir créer et d'un savoir-devenir le plus souple. Il se remarque que ce même phénomène la mauvaise relation existe encore jusqu'à présent. Ces faits sont démontrés dans chapitre III traitant des résultats, qui nous ont révélé les facteurs suivant :

- ❖ Le fait d'être infirmier licencié est un facteur de prédisposition aux mauvaises relations avec les médecins (voir tableau II ; OR 11,80). Ce mal serait dû aux différentes idéologies, aux conflits de pouvoir, en général aux compétences professionnelles opposées, plutôt que partagées ; ceux-ci enjeux très sensibles en milieu hospitalier. Selon Catherine Duboys Fresneys, dans son article "le métier de l'infirmière en France" dit que de plus en plus la société demande, attend et exige des soins de qualité. Au cours du temps, la demande évolue, et actuellement s'oriente vers des soins de haute technicité avec un besoin essentiel de relation humaine.

L'infirmière est pivot dans l'équipe soignante et coordonne les interventions des acteurs de soins. La présence historique au côté du médecin a fait place à une présence active, en participant à la décision, et garantit au patient une prise en charge globale. Les professionnels en soins infirmiers ont construit leur profession et leur identité professionnelle. Ils ne devraient plus être à la recherche d'une identité mais à l'affirmation de leur autonomie. L'enseignement, la formation professionnelle et l'expérience édifient un savoir infirmier, base de la culture professionnelle qui se transmet aux pairs.

La profession infirmière va vers une réelle reconnaissance sociale. Cette profession qui évolue en corrélation avec l'environnement social se doit de transmettre une culture et un savoir professionnel. La pratique quotidienne est aussi un des moyens de transmission des savoirs.

Dans le cadre de la Santé publique, les infirmières sont appelées, de par leur compétence professionnelle, à participer à différentes instances consultatives et de décision, se retrouvant ainsi acteurs au sein du système de santé. Les infirmières ont fait du métier de soigner une véritable profession ; Ensemble des personnes qui exercent le même métier : réunion de leurs intérêts communs. Selon Jean Bernard, dans son ouvrage la "profession infirmière", la profession peut se distinguer du métier par un certain prestige dû à son caractère intellectuel et par la position sociale de ceux qui l'exercent. Maintenant, la profession doit impérativement saisir un certain nombre d'opportunités qui se présentent pour trouver sa place dans la société et s'affirmer en tant que telle. Malheureusement, dans nos hôpitaux, les médecins ne veulent pas reconnaitre les compétences, l'efficacité, la pugnacité, la conviction, la force et l'évolution de la science infirmière. Les infirmiers de la RDC croupissent jusqu'en présent sous un statut indéfini.

- Dans la profession infirmière, à la tranche d'âge de 45-49 ans, les relations professionnelles se compromettent (cf. tableau III ; OR 11,8). Cette tranche d'âge correspond à la période de positionnement social et à l'acquisition d'une certaine expérience dans la carrière. Les éléments personnels (âge, sexe, culture d'origine...) et les éléments et professionnels (expérience, qualification, degré de spécialisation etc....) seraient par contre les facteurs de consolidation de l'équipe, car ceux-ci procurent l'habileté de travailler avec les collègues.
- Le complexe de supériorité des médecins, leur orgueil et la mauvaise répartition de salaire influencent négativement sur les relations entre médecins et infirmiers tel que vu au tableau V (OR indéfini). Ceci serait relatif à l'histoire de la carrière infirmière qui jadis celle-ci était considérée comme celle d'une main tendre des femmes ou autrement d'un domestique (NURSE signifie domestique en anglais vulgaire). L'infirmier est donc considéré comme domestique des médecins (journal l'avenir du 21 mai 2010). Mme DEBORA citée dans ce même journal, confirme que les médecins ne respectent pas les infirmiers. En outre, ce défaut s'accentuerait suite au statut spécifique des médecins, leur légué par le pouvoir public. Jacques Salomé dans son ouvrage "Et si l'on réhabilitait les relations interprofessionnelles...", stipule que : Nous savons qu'aujourd'hui l'infantilisation et dépendance ouvrent la porte à des sabotages conscients ou inconscients. Que l'utilisation abusive directe ou indirecte, implicite ou explicite, d'injonctions, de menaces, de la dévalorisation, de la culpabilisation et du maintient de relations dominants-dominés à l'intérieur d'un ensemble donné devient coûteuse pour l'ensemble de la structure, car elle transforme un collaborateur en un exécutant plus ou moins passif.

- Le fait de ne jamais avoir le temps de partage scientifique,(cf. tableau VI) ; Jacques Salomé cité ci haut ajoute aussi qu'il faudrait créer dans l'entreprise les lieux et le temps de partage. Ceci serait l'équivalent d'une oasis relationnelle où s'exprimeraient les interrogations, les doutes et les potentiels de chacun. Les médecins et les infirmiers doivent interagir pour bien offrir les soins. L'hôpital est concerné par cet enjeu. L'équipe de coordination ne peut ignorer les règles qui président à la gestion du changement ni celles qui déterminent les bases du management. Responsables des politiques et stratégies d'adaptation, de renouvellement et d'innovation, elle doit chercher à améliorer l'échange et la concertation. A part les débats scientifiques, les professionnels de santé devraient aussi entreprendre le dialogue social.
- Quant à la perception que ce sont les médecins seuls qui reçoivent toujours les primes pour leurs actes, tel que mentionné dans le tableau VIII,(OR 6,63) ; confirme l'idée de Jean MARIE PERETI, qui dans son ouvrage "Gestion des ressources humaines", a dit que la gestion de rémunération prend de plus en plus l'importance dans la gestion stratégique des ressources humaines. Les entreprises utilisent des rémunérations et des primes pour obtenir des résultats conformes à leurs objectifs. La rémunération est un levier très puisant de la création de valeur du personnel.
- Au point de vue communication, démontrée au tableau VII (OR 34), Jacques Salomé, précédemment citée, considère l'entreprise comme un organisme vivant, dont la sève nourricière ne peut être réduite, comme on le croit souvent, à la tâche produite ou aux résultats obtenus, mais à la qualité des communications interpersonnelles au travail. Si communiquer veut dire mettre en commun, c'est la nature de cette mise en commun qu'il faut s'interroger. Dans les hôpitaux, la communication souffre d beaucoup de lacunes dont la plus caractéristique, sont les injonctions des médecins. Dans la même perspective, Jean Abbad, dans son ouvrage "organisation et management hospitalier", stipule que la communication est une activité fondamentale de la vie d'une organisation. La pérennité et l'organisation des formes d'organisation sont importante. La communication participe à la recherche d'un équilibre relationnel qui favorise la concertation et le développement des hommes. Ainsi, la mobilisation de toute vie d'une société de travail est étroitement liée à une politique de gestion des ressources humaines adaptée à la stratégie, soutenue par une politique de communication active et organisée dans le sens de l'efficacité collective.
- Enfin, le mépris et l'attitude égoïste des médecins envers les infirmiers, (cf. Tableau X) ; (OR7,00 ; 4 ;75) seraient aussi dus à l'autonomie dont ils jouissent.

CONCLUSION

Une étude transversale sur la relation interprofessionnelle Médecin et infirmier a été menée dans le District Sanitaire Beni en période du10septembre au 10 novembre20011 soit 60jours, sur unechatillonde15medeciset123innfirmiers.

Les objectifs que nous nous sommes fixé étaient de (d') :

- Evaluer la relation médecins et infirmiers en District Sanitaire de Beni ;
- Identifier le type et l'ampleur de relation entre médecins et infirmiers;
- Inventorier les facteurs qui influencent cet état de relation.

Nos hypothèses stipulaient que :

- La relation entre médecins et infirmiers serai mauvaise ;
- Cet état de relation résulterait d'un comportement malicieux entre les médecins et les infirmiers.

Les variables utilisées étaient les suivantes :

- Niveau d'étude, options suivies, âge; sexe, considération interpersonnelle, définition de relation, définition du travail en équipe, causes de mauvaise relation, existence de temps pour le partage scientifique, circonstance de partage scientifique, existence de temps de réunion, participation aux réunions, causes de non respect de l'organigramme, existence de communication, réception de prime pour les actes ordinaires, réception de rémunération, perception sur les primes, langue et contexte de communication, attitude des médecins , cause de manque de communication et suggestion pour les bonnes relations.

A la fin de notre étude, nous avons abouti aux résultats suivant :

- 13% des infirmiers ont confirmé être en mauvaise relation avec les médecins.

Les facteurs influençant cet état de relation sont :

- Le fait d'être infirmier licencié (OR 11,41 ; $IC_{95\%}$; 1,81 -76,42) ;
- L'exercice de la carrière jusqu'à l'âge varient entre 45 -49 ans (OR 11,8 ; $IC_{95\%}$; 1,82 -76,42) ;

- Le complexe de supériorité des médecins, leur orgueil et la répartition inéquitable de salaire (OR indéfini ; $IC_{95\%}$; indéfinie –indéfinie) ;
- Le fait de ne pas avoir le temps de partage scientifique (OR 14,87 ; $IC_{95\%}$; 1,27- 173,51 ;
- Le fait de penser que ce sont les médecins qui reçoivent toujours les primes pour leurs actes (OR 6,63 ; $IC_{95\%}$; 2,31-18,95) ;
- Le manque de communication entre médecins et infirmiers (OR 34,00 ; $IC_{95\%}$; 3,54 -325,90) ;
- Aussi, une communication entre médecins et infirmiers, se caractérisant par les injonctions de la part des médecins (OR 7,00, $IC_{95\%}$; 2,22 - 22,05) ;
- Le mépris des médecins envers les infirmiers (OR 4,75 ; $IC_{95\%}$; 1,20-18,67) ;
- L'attitude égoïste des médecins (OR 14,87 ; $IC_{95\%}$; 1,27 l-173,51).

Les facteurs de protection relevés sont :

- Le fait de définir la relation comme une collaboration (OR 0,37; $IC_{95\%}$; 0,16 -0,87) ;
- L'existence de communication entre médecins et infirmiers (OR 0,05 ; $IC_{95\%}$; 0,01-0,35)
- L'écoute et la patience des médecins (OR 0,12 ; $IC_{95\%}$; 0,04-0,37).

Au vu de ces résultats, nos hypothèses sont confirmées.

RECOMMANDATIONS

AUX LEGISLATEURS

- D'élaborer une loi cadre institutionnelle de concertation, afin de renforcer le dialogue, la solidarisation et enrichir les relations entre médecins et infirmiers.

AUX PROFESSIONNELS DE SANTE :

- D'établir un cadre multidisciplinaire, sans juxtaposition de pouvoir ; où l'on devrait discuter et partager les connaissances scientifiques ;

AUX FUTURS CHERCHEURS

- De répertorier les causes de manque de temps de partage scientifique entre médecins et infirmiers ;
- D'évaluer l'écart d'indice de paie des médecins à celui des infirmiers licenciés;
- De comparer la performance du système de santé dans le quel les infirmiers sont aussi des directeurs, à celle du système où les médecins seuls les sont.

BIBLIOGRAPHIE

Alacantara G. et al Les services infirmiers de santé publique, Problème et perspective. Genève, OMS, 1961

Aline S et al, Etudes qualitatives des interactions professionnelles dans les réseaux des soins informels. MarseilleU3 Paris ; 2004

André M, Surveillante une fonction à reconsidérer. Paris, IER; 1997

Bergeron, J., et al Les aspects humains de l'organisation. Québec, Gaëton Morin ; 1979

Bernard et Geneviève P, Dictionnaire médical pour les régions tropicales. Kinshasa, BERPS, 1984

Bernau P, La sociologie des organisations. Paris, Edition du seuil ; 1985

Blondeau D, Éthique et soins infirmiers. Québec, Montréal ; 1995

DAVID L, L'infirmière et le malade, cas commenté. Paris, IER; 1977

Dind Y.et Bay L, Manuel de soins infirmiers. Kinshasa, 2e éd, BRPS ; 2004

EDS Rapport annuel PNLS District Sanitaire de Beni, 2010

Gérard Hébert, Les facteurs de la communication. Disponible sur URL http://www.fr.wikipedia.org/wiki/ (02/02/2011)

Hangi N, Cours de santé Publique et Terminologie en santé Publique. ISTM N ; 2009

Hubert Ntambwe, L'avenir quotidien. Disponible sur URL www.africa rédaction. (21/5/ 2010)

Jacques J. et al, Le dictionnaire de la psychologie moderne. Reggio Emilia, édition Gérard ; 1969

Jacques S, Et si l'on réhabilitait les relations interpersonnelles au travail ?, disponible sur URL http://www-cairn.info (27/01/2011)

Jean A, Organisation et management hospitalier. Paris, Berger-Levraul ; 2001

La rousse de Poche. Larousse, Paris 1974

Le Febvre G, Savoir organiser, savoir décider. Québec, CIM ; 1979

Le Larousse, Dictionnaire encyclopédique illustré. Montréal, les éditions inc ; 1952

Lefebvre H, Le langage et la société. Paris, Gallimond ; 1966

Louis J. et al, La direction participative par Objectif. Québec; C FC ; 1976

Marcel Laflamme, Diagnostic Organisationnel et Stratégie de développement : une approche globale. Québec, Gaëtan Morin; 1979

Marshall B, Communication et Pouvoir. Reggio Emila, Esserci ; 2008

Martyr B. et al, Dictionnaire le Robert. Larousse, Paris; 2005

Mashako Mamba, Loi cadre portant sur l'art de guérir. Disponible sur URL http://www. leganet.cd (26/10/2009)

Mathe K, Cours de santé Publique. ISTM Bbo, 2000

Miaka M.B, Stratégie de Renforcement du Système de Santé. Kinshasa (2009)

Michel et Ricourd J, La rémunération du travail. Paris, Gallimond ; 1955

Ministère de fonction Publique Code de Travail de la RDC, Oct 2002

Ministère de la Santé Plan National de Développement Sanitaire 2010

Morin Y, Petit Larousse de la médecine. Montréal, QU ; 2004

Sciences sociales, Les relations interpersonnelles. Microsoft Encarta collection, 2009

Tonneau D, Les conditions de travail à l'hôpital, un enjeu vital, Paris Maquette TamTam; 1995

www.ingramcontent.com/pod-product-compliance
Lightning Source LLC
LaVergne TN
LVHW022311200926
848481LV00004B/1290
* 9 7 9 8 8 9 9 6 6 6 3 2 2 *